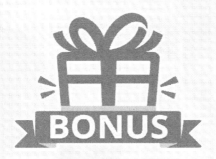

28 JOURS VERS UN VENTRE PLAT

Le Plan Nutritionnel pour les Femmes Actives

100% FREE

Accédez à votre guide bonus à la fin du livre !

Copyright © 2023 par Anna Blackburn

Toutes les images de postures sont protégées par les droits d'auteur de Tummee - plateforme de séquençage pour les enseignants de yoga.

Tous droits réservés. Aucune partie de ce livre ne peut être reproduite, stockée dans un système de récupération, ou transmise sous quelque forme ou par quelque moyen que ce soit, électronique, mécanique, photocopies, enregistrement ou autre, sans l'autorisation écrite préalable du propriétaire des droits d'auteur.

Les informations contenues dans ce livre sont fournies à des fins éducatives uniquement et ne sont pas destinées à remplacer les conseils, diagnostics ou traitements médicaux professionnels. L'auteur et l'éditeur n'offrent aucune garantie ou représentation d'aucune sorte quant à l'exhaustivité ou à l'exactitude du contenu de ce livre et déclinent expressément toutes garanties implicites de qualité marchande ou d'adéquation à un usage particulier.

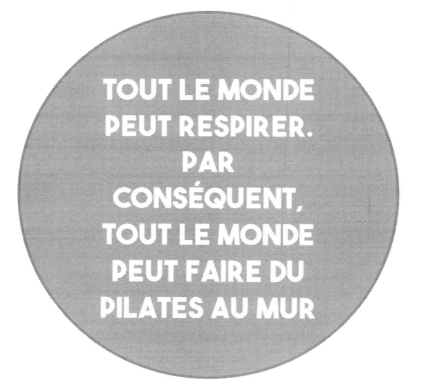

TABLE DES MATIERES

INTRODUCTION 4

QU'EST-CE QUE LE PILATES AU MUR ? 5

PRÉPARATION POUR VOTRE AVENTURE EN PILATES MURAL 6

EXERCICES DE PILATES DE BASE AU MUR 13

TECHNIQUES AVANCÉES DE PILATES CONTRE LE MUR 41

PILATES MURAL POUR DES PRÉOCCUPATIONS SPÉCIFIQUES 84

AVANTAGES AU-DELÀ DU PHYSIQUE 90

PILATES AU MUR DANS VOTRE QUOTIDIEN 96

PROGRAMME DE FORMATION 105

CONCLUSION 107

VOTRE BONUS 109

INTRODUCTION

Bienvenue dans un voyage où vos murs font bien plus que simplement soutenir votre maison - ils deviennent le socle d'une expérience d'entraînement transformative ! Si vous pensez que le Pilates ne se limitait qu'à des tapis et des machines Reformer, préparez-vous pour une agréable surprise. Le Pilates au mur, la toute dernière innovation dans le domaine du fitness, est là pour redéfinir votre rapport à la discipline ainsi qu'à votre espace de vie.

Avez-vous déjà fixé un mur en pensant qu'il n'était qu'une toile vierge pour l'art ou la peinture ? Repensez-y ! Ce mur que vous croisez chaque jour possède le potentiel de sculpter votre corps, d'augmenter votre force et d'améliorer votre posture. Pas besoin d'équipement coûteux ou d'abonnement à une salle de sport, juste vous et votre mur.

Pour ceux qui ne le sauraient peut-être pas, le Pilates est un programme d'entraînement complet mettant l'accent sur l'alignement du corps, la force du noyau et le mouvement fluide. Intégrer le mur dans cette méthode offre une perspective rafraîchissante et apporte soutien, résistance et une touche de créativité à votre routine d'entraînement.

Que vous soyez un passionné de fitness à la recherche d'un nouveau défi ou quelqu'un qui n'a jamais fait un mouvement de Pilates de sa vie, ce livre est fait pour vous. Des explications détaillées, des illustrations vivantes et des instructions pas à pas vous guideront en douceur d'un exercice à l'autre. Et le meilleur dans tout cela ? Vous pouvez commencer directement dans le confort de votre maison.

Pilates au mur pour débutants n'est pas juste un guide – c'est une invitation. Une invitation à explorer les limites de votre corps, à vous connecter avec votre force intérieure et à voir le quotidien sous un angle totalement nouveau. Plongez, confrontez-vous aux barrières (au sens propre !) et découvrez un vous-même revitalisé.

Alors, déroulez votre tapis, trouvez un mur solide et lançons-nous ensemble dans cette passionnante aventure ! Bienvenue dans le monde du Pilates au mur.

QU'EST-CE QUE LE PILATES AU MUR ?

Dans le domaine du fitness physique, peu de méthodes ont acquis une reconnaissance et un respect mondiaux tels que le Pilates. Cependant, comme pour toutes les grandes choses, ses origines étaient modestes et prenaient racine dans la détermination d'un seul homme : Joseph Pilates.

Joseph Pilates est né en Allemagne en 1883. En tant qu'enfant, il avait une constitution physique fragile, souffrant d'asthme, de rachitisme et de fièvre rhumatismale ; ainsi, ses premières années furent marquées par des défis. Mais plutôt que de céder à ces maladies, elles ont allumé en lui une passion ardente. Poussé par le désir de renforcer son corps frêle et maladif, il s'est immergé dans diverses formes d'exercices, y compris la gymnastique, le bodybuilding et même les régimes antiques grecs et romains. En atteignant l'âge adulte, Joseph n'avait pas seulement surmonté ses affections juvéniles, mais il était également devenu un skieur chevronné, un plongeur et un gymnaste.

Pilates pendant les années de guerre : Le véritable moment d'innovation de Joseph est survenu pendant la Première Guerre mondiale. Interné en Angleterre en tant qu'Allemand pendant la guerre, il a commencé à perfectionner et enseigner ses méthodes d'exercice à d'autres prisonniers. Il est particulièrement notable qu'il ait conçu des équipements improvisés pour les patients hospitalisés en utilisant des ressorts de lit pour créer une tension. Cet équipement rudimentaire préfigurait ce qui allait devenir le Reformer, un élément central des studios de Pilates modernes. La réputation des méthodes de Joseph s'est répandue, notamment en ce qui concerne la réhabilitation des soldats blessés qui, sous sa tutelle, ont retrouvé force et mobilité.

Migration aux États-Unis et montée en popularité : Dans les années 1920, Joseph a développé ce qu'il a initialement appelé "Contrology", axé sur le contrôle de l'esprit sur les muscles. Cherchant à toucher un public plus large avec son approche révolutionnaire du fitness, lui et sa partenaire Clara décidèrent de quitter l'Allemagne. Leur destination ? La ville vibrante de New York. En 1926, ils ouvrirent leur premier studio et attirèrent une clientèle composée de danseurs, d'acteurs et d'athlètes, tous séduits par la perspective d'un corps plus fort et plus équilibré. La méthode était particulièrement prisée des danseurs, qui ont constaté qu'elle améliorait non seulement leurs performances, mais offrait également une méthode de prévention des blessures et de réhabilitation.

Adaptations et variations modernes : Avec les décennies, la notoriété du Pilates a grandi, dépassant les frontières pour faire des vagues à l'international. Avec cette croissance sont venues des adaptations.

PRÉPARATION POUR VOTRE AVENTURE EN PILATES MURAL

Dans le monde actuel où l'accès à l'information est instantané, il est tentant de se lancer à corps perdu dans toute nouvelle activité, y compris le Pilates mural. Cependant, quand il s'agit de bien-être physique, notamment pour les seniors, une certaine prudence est de mise. L'importance de consulter un professionnel de santé avant de s'engager dans une routine d'exercices telle que le Pilates mural ne peut pas être surestimée.

Pour commencer, les personnes âgées font souvent face à de multiples problèmes de santé que les plus jeunes n'ont peut-être pas à considérer. Des maladies chroniques telles que les affections cardiaques, l'hypertension ou le diabète, aux impacts du vieillissement sur nos articulations et nos os, la vieillesse apporte son lot de défis physiques. Se lancer dans une nouvelle activité physique sans la supervision adéquate peut aggraver ces conditions ou même engendrer de nouveaux problèmes.

Abordons la nécessité d'une validation médicale. Chaque individu et son historique médical sont uniques. Ce qui peut être revigorant pour l'un pourrait s'avérer éreintant et nocif pour un autre. En obtenant une validation médicale, les seniors peuvent s'assurer que leur programme d'exercices est en accord avec leur état de santé actuel. Une simple consultation peut mettre en évidence des risques potentiels et fournir des directives sur l'intensité et la durée des exercices. Le but n'est pas de dissuader les seniors de faire de l'exercice, mais de garantir qu'ils le font de la manière la plus sûre.

De plus, il faut prendre en compte les préoccupations spécifiques aux maladies chroniques. Par exemple, une personne souffrant d'hypertension devra être attentive à certaines postures qui peuvent augmenter la pression sanguine. De même, une personne souffrant d'ostéoporose devra choisir des exercices qui ne mettent pas trop de contraintes sur ses os fragiles. En discutant de leur désir de pratiquer le Pilates mural avec un médecin, ils peuvent obtenir des conseils adaptés à leurs besoins.

Au-delà de cela, la prise en compte des médicaments et de la mobilité est cruciale. Nombreux sont les seniors sous médication, et certains de ces traitements peuvent influencer l'équilibre, les niveaux d'énergie, ou même la tension artérielle. Certains médicaments peuvent causer des vertiges ou une diminution de la densité osseuse. Un professionnel de santé peut éclairer sur la manière dont la combinaison de ces médicaments avec le Pilates mural pourrait influencer l'individu. Anticiper ces interactions potentielles est essentiel pour prévenir tout accident.

Enfin, un professionnel de santé peut également guider les seniors vers les ressources appropriées. Il se peut qu'ils connaissent des instructeurs certifiés en Pilates mural adaptés aux besoins des seniors. Ils peuvent également suggérer d'autres thérapies ou exercices complémentaires qui, couplés au Pilates mural, offriront un bénéfice maximal.

Ce dont vous avez besoin pour pratiquer le pilates mural

La décision d'entamer l'aventure du Pilates mural est louable, en particulier pour les seniors en quête d'une meilleure flexibilité, d'équilibre et de bien-être général. Toutefois, avant de débuter vos exercices, il est essentiel de préparer un espace propice à la pratique. Disposer d'un espace dédié non seulement facilite des séances efficaces, mais sert également de rappel tangible de votre engagement envers votre santé.

Trouver le bon endroit
Commencez par choisir un endroit chez vous qui est à la fois calme et spacieux. Bien que le Pilates mural, comme son nom l'indique, nécessite principalement un mur, assurez-vous également d'avoir suffisamment d'espace pour bouger confortablement. Un coin isolé du salon, un espace libre dans la chambre, ou même une zone dégagée dans le bureau pourraient convenir. Choisissez un lieu à l'écart du tumulte du foyer pour minimiser les distractions. La lumière naturelle est un atout, car elle égaye l'ambiance tout en offrant une visibilité adéquate.

Le mur idéal
Tous les murs ne conviennent pas pour le Pilates mural. Il doit être solide et dépourvu d'obstacles. Évitez les murs avec des fenêtres, de grands tableaux ou d'autres décorations fragiles. Si une surface plane et lisse est idéale, vérifiez qu'il n'y ait pas de clous saillants ou de zones rugueuses susceptibles de causer de l'inconfort ou des blessures. La hauteur du mur devrait permettre des étirements complets sans restriction.

Considérations au sol
Un bon revêtement de sol peut grandement améliorer le confort et la sécurité. Si les planchers en bois sont solides, ils peuvent être durs pour les articulations. Si tel est le cas, envisagez d'acquérir un tapis de Pilates ou de yoga épais et antidérapant. Il amortira votre corps, notamment lors des exercices au sol, et préviendra tout glissement accidentel.

Équipement essentiel
Bien que le charme du Pilates mural réside dans le fait qu'il nécessite peu d'équipement, certains accessoires peuvent améliorer l'expérience :
- Bandes élastiques : À fixer à des poignées de porte ou d'autres supports solides pour ajouter de la résistance à certains mouvements.
- Ballon de Pilates : Pour renforcer la stabilité et la force du tronc.
- Rouleaux en mousse : Utiles pour détendre les muscles et pour certains exercices.

Bien qu'ils ne soient pas indispensables, ils peuvent diversifier vos séances et répondre à divers besoins.

Confort essentiel
Le confort est primordial, en particulier pour les seniors. Assurez-vous d'avoir à portée de main :
- Une serviette douce : Pour essuyer la transpiration ou pour servir de coussin.
- Une bouteille d'eau : L'hydratation est primordiale. Ayez toujours de l'eau à portée de main pour vous rafraîchir.
- Un ventilateur ou un chauffage : Selon la saison, maintenir une température agréable peut rendre vos sessions plus confortables.

Touches inspirantes
Bien que les aspects fonctionnels soient essentiels, l'esthétique de votre espace peut grandement influencer votre motivation. Pensez à accrocher une citation motivante, un miroir pour vérifier votre posture ou même une œuvre d'art apaisante. Peut-être qu'une petite enceinte diffusant de la musique relaxante pourrait aussi embellir l'ambiance. L'espace devrait être chaleureux, inspirant et unique.

Échauffement

Avant de se lancer dans toute activité physique, en particulier une aussi précise et structurée que le Pilates mural, un échauffement approprié est essentiel. Non seulement il prépare le corps en augmentant la fréquence cardiaque et en relâchant les muscles, mais il prépare aussi mentalement à l'entraînement à venir. Surtout pour les seniors, un échauffement complet peut faire la différence entre une session efficace sans blessures et une session marquée par le malaise ou d'éventuelles tensions.

Comprendre l'importance de l'échauffement
Nos corps ressemblent en quelque sorte à des machines ; ils ont besoin d'une phase de transition avant de fonctionner à plein régime. Le risque de blessure est plus élevé dans les muscles froids et tendus. Un échauffement augmente progressivement la circulation sanguine, assurant que les muscles sont bien irrigués et plus souples. Cela réduit les risques de déchirures musculaires, d'entorses et d'élongations.

De plus, l'échauffement prépare le système cardio-vasculaire à l'exercice. Une augmentation progressive de la fréquence cardiaque garantit que le cœur n'est pas soudainement surchargé, minimisant ainsi le stress inutile sur cet organe vital.

Composantes d'un échauffement efficace
Un échauffement complet pour le Pilates mural devrait inclure :
- Une composante cardio : Elle vise à augmenter la fréquence cardiaque. Pour les personnes âgées, cela n'a pas besoin d'être intense. Des activités douces comme marcher sur place, taper du pied ou même se promener lentement dans la pièce pendant environ 5 minutes peuvent suffire.
- Des étirements dynamiques : Contrairement aux étirements statiques, où l'on maintient une position pendant un certain temps, les étirements dynamiques impliquent du mouvement. Des mouvements pendulaires des jambes, des cercles des bras et des rotations du tronc en sont quelques exemples. Ceux-ci sont particulièrement bénéfiques avant le Pilates mural car ils imitent certaines des mouvements utilisés, assurant ainsi que chaque groupe musculaire important est correctement préparé.
- L'accent sur la respiration : Le Pilates mural met l'accent sur la respiration. Lors de l'échauffement, prenez un moment pour pratiquer une respiration diaphragmatique profonde. Cela non seulement apaise l'esprit, mais garantit aussi que vous approvisionnez efficacement votre corps en oxygène.

Routine d'échauffement spécifique pour le Pilates mural
Commencez par la composante cardio. Passez 5 minutes à combiner la marche sur place, le tapotement des pieds et des pas latéraux doux.

Passez ensuite aux étirements dynamiques. Voici une séquence adaptée au Pilates mural :
- Mouvements du cou : Inclinez doucement votre tête d'un côté à l'autre, ressentant un étirement le long des muscles du cou.
- Cercles de bras : Effectuez des mouvements circulaires avec les bras tendus, d'abord vers l'avant puis vers l'arrière.
- Rotations du tronc : Avec les pieds écartés à la largeur des hanches, tournez doucement le haut du corps d'un côté à l'autre. Contrôlez le mouvement et assurez-vous que vos hanches restent orientées vers l'avant.
- Mouvements pendulaires des jambes : Balancez une jambe en avant et en arrière tout en vous tenant à un mur. Changez et répétez avec l'autre jambe.
- Rotations de la cheville : Soulevez un pied du sol et faites des mouvements circulaires avec votre cheville.

- Terminez votre échauffement par un exercice de respiration. Tenez-vous debout, une main sur la poitrine et l'autre sur le ventre. Assurez-vous que votre diaphragme se dilate en inspirant profondément par le nez et expirez lentement par la bouche.

Une étape indispensable à ne pas négliger

Il est souvent tentant de commencer directement les exercices, surtout lorsque l'on est pressé. Cependant, pour les seniors, cette étape est non-négociable. L'échauffement assure non seulement la sécurité, mais maximise également les bénéfices de l'entraînement principal. Imaginez que vous posez une base solide avant de construire une maison. La stabilité de la structure dépend entièrement de ses fondations. De la même manière, l'efficacité d'une session de Pilates mural est grandement améliorée par un échauffement complet, posant ainsi les bases d'un entraînement réussi.

Rythme et Progrès

S'engager dans un parcours de remise en forme, surtout un aussi nuancé que le Pilates mural, entraîne une vague d'enthousiasme. Cet enthousiasme pousse souvent les gens à repousser leurs limites, espérant des résultats rapides. Cependant, pour une expérience réussie et sans blessures, en particulier pour les seniors, comprendre les concepts de rythme et de progrès est essentiel.

Le rythme, dans le domaine du fitness, concerne la vitesse et l'intensité à laquelle on aborde les exercices. Il souligne l'importance de se synchroniser avec son propre corps, de comprendre ses signaux, et d'ajuster l'intensité de l'entraînement en conséquence. Pour les seniors, dont le corps peut ne pas avoir la même résilience qu'à leur jeunesse, le rythme est crucial. Une sur-sollicitation peut entraîner des blessures, allant de simples tensions à des complications plus sérieuses. À l'inverse, un bon rythme réduit considérablement le risque de blessure. En étant attentifs aux besoins de leur corps, les seniors peuvent maintenir une routine d'exercice régulière, maximisant les avantages à long terme et assurant que le parcours du Pilates mural reste agréable.

Alors que le rythme se concentre sur les réactions immédiates et le moment présent, le progrès est tourné vers l'avenir. C'est une feuille de route pour les objectifs de fitness, mettant l'accent sur l'augmentation progressive de l'intensité et de la complexité des exercices. Dans le Pilates mural, cela peut se traduire par maintenir une posture plus longtemps, intégrer des mouvements plus avancés, ou augmenter le nombre de répétitions. La croissance et le développement continus dans les routines de fitness dépendent du progrès. Sans introduire de nouveaux défis et intensités, on peut facilement stagner et limiter la croissance. De plus, la transition des niveaux débutants vers les niveaux avancés dans les routines de Pilates mural offre aux seniors une grande confiance en soi, une reconnaissance de leurs avancements. Ce progrès ne concerne pas uniquement le développement physique ; c'est un parcours personnalisé basé sur les capacités, besoins et objectifs individuels.

La combinaison de rythme et de progrès est le point d'équilibre idéal dans tout parcours de remise en forme. Elle concilie l'ambition de se pousser soi-même sans franchir la limite de la sur-sollicitation. Il s'agit d'ambition combinée à de la patience. Pour les seniors pratiquant le Pilates mural, la clé est de trouver leur équilibre individuel. Avant de commencer les exercices, il est utile d'évaluer ses capacités physiques actuelles et d'établir une base claire. À partir de là, il est plus facile de définir des objectifs réalistes et atteignables. Et pendant le progrès, il est crucial d'écouter les signaux du corps. Tout malaise dépassant la tension typique d'un entraînement est un signe qu'il faut revoir sa position. Inversement, si les routines deviennent trop faciles, c'est le signe qu'il faut adopter plus de complexité.

L'accompagnement d'experts peut également jouer un rôle crucial dans cet équilibre. En particulier pour les seniors, travailler avec un instructeur certifié de Pilates mural peut offrir des perspectives et les aider à trouver le bon équilibre entre rythme et progrès.

EXERCICES DE PILATES DE BASE AU MUR

Ah, les débuts ! Où chaque formidable aventure prend sa première envolée, le Pilates au mur ne fait pas exception. En tournant cette page, vous plongerez dans les exercices fondamentaux qui constituent la base de cette discipline transformatrice. Considérez cette section comme votre carte, vous guidant en toute confiance alors que vous vous aventurez sur le territoire inexploré du Pilates au mur.

Le mur, comme vous l'avez déjà compris, n'est pas simplement une barrière ou une limite – il est un allié, prêt à vous soutenir et à vous défier simultanément. Et ces exercices de base ? Ce sont les premières conversations, les premières danses, les premiers liens que vous établirez avec votre partenaire toujours soutenant : le mur.

Spécialement conçus pour les débutants, chaque exercice de cette section décompose les mouvements en étapes faciles à assimiler, garantissant ainsi clarté et compréhension. Que ce soit pour maîtriser la posture, comprendre le flux ou saisir les nuances subtiles, vous serez armé(e) des connaissances et des orientations nécessaires pour agir avec assurance et élégance.

Mais souvenez-vous, même si elles sont appelées "exercices de base", elles sont loin d'être simples. Elles sont le cœur, l'essence, les étapes cruciales qui vous prépareront et vous propulseront vers les niveaux plus avancés du Pilates au mur. Abordez-les avec un cœur ouvert, un esprit curieux et une âme engagée.

Ne tardons plus la magie. Déroulez votre tapis, positionnez-vous face au mur et préparez-vous à poser la première pierre de votre édifice de Pilates au mur. Plongez profondément dans les fondamentaux et laissez-les devenir la solide base sur laquelle vous construirez votre voyage de Pilates au mur. Commençons !

JAMBES CONTRE LE MUR

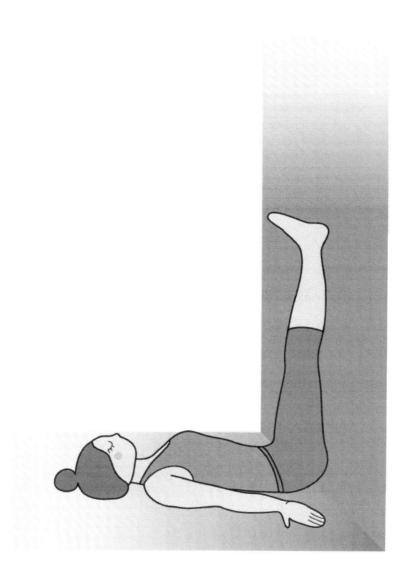

1. Commencez par vous positionner près d'un mur, votre côté face à celui-ci. Votre petit orteil devrait être aligné avec le mur et le toucher précisément là où le mur rencontre le sol.
2. Inspirez profondément et, en expirant, asseyez-vous doucement de manière à ce que votre petit orteil et le côté extérieur de votre hanche droite touchent le mur.
3. En inspirant à nouveau, allongez-vous en douceur, en gardant vos épaules proches du sol et les genoux pliés. Lors de l'expiration lente, laissez votre dos s'aplatir complètement au sol et détendez-vous dans cette position.
4. Prenez une autre profonde inspiration et soulevez vos jambes pour les poser contre le mur. Ajustez délicatement vos hanches et rapprochez-vous du mur. Laissez vos talons soutenir le poids de vos jambes contre le mur pendant que vous expirez et ajustez votre posture.
5. Vos jambes levées devraient former un angle droit avec votre buste, les orteils pointant vers le bas et ancrés par le poids de vos talons.
6. Pour un confort optimal, ajustez votre position jusqu'à ce que vous trouviez un point qui vous semble parfait. C'est votre alignement personnel pour cette posture.
7. Votre cou, votre poitrine et vos épaules devraient être totalement détendus. Cette posture a pour but de régénérer et de renouveler; il est essentiel de trouver le calme et le confort tout au long de la posture.
8. Pour sortir de la posture, inspirez profondément et, en expirant, poussez doucement vos hanches vers l'arrière afin que vos jambes descendent et que vos pieds touchent le sol près du mur. Relâchez votre bas du dos et détendez-vous pour conclure l'exercice.

PAPILLON CONTRE LE MUR

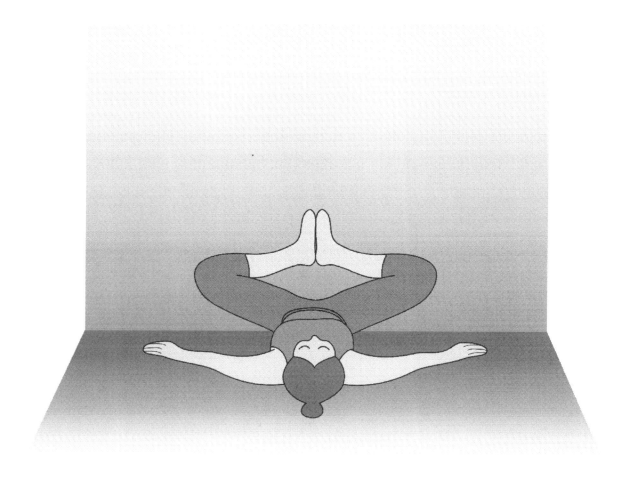

16

1. Commencez par vous asseoir sur le sol, les pieds joints devant vous et les genoux pliés. Vous devriez être assis avec le dos droit face au mur.
2. Glissez lentement vos hanches vers le mur, essayant de les rapprocher du sol autant que confortablement possible.
3. Inspirez profondément et allongez-vous délicatement sur le sol, en étirant votre colonne vertébrale, et laissez vos épaules et votre tête reposer confortablement sur le sol.
4. En expirant, ouvrez vos genoux des deux côtés et formez une figure en forme de diamant avec vos jambes. Les plantes de vos pieds devraient se toucher.
5. Placez délicatement les bords extérieurs de vos pieds contre le mur, vos talons devraient être alignés avec vos hanches. Le mur fournira la résistance nécessaire, permettant à vos jambes de pousser légèrement contre lui.
6. Laissez vos mains reposer sur votre ventre ou étendez-les sur les côtés dans une position relaxante en forme de T, paumes tournées vers le haut.
7. Respirez profondément et régulièrement. À chaque expiration, essayez de détendre davantage vos hanches et vos cuisses, la gravité intensifiant l'étirement.
8. Concentrez-vous sur le fait de garder votre dos plat sur le sol, et relâchez et étirez les muscles fléchisseurs de la hanche, les cuisses et l'aine.
9. Maintenez la position, respirez profondément et à chaque respiration, détendez-vous davantage dans la posture.
10. Utilisez vos mains pour rapprocher doucement vos genoux et sortir de la posture. Inspirez, roulez sur le côté puis asseyez-vous. Éloignez-vous du mur et secouez doucement vos jambes pour relâcher toute tension.

INCLINAISON AVANT ASCENDANTE CONTRE LE MUR

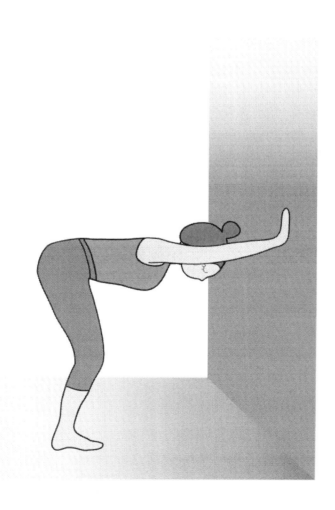

1. Commencez par vous tenir à environ soixante à quatre-vingt centimètres du mur, dos tourné vers celui-ci.
2. Tenez-vous droit avec les pieds écartés de la largeur des hanches et les bras le long du corps, et inspirez profondément.
3. Toujours en inspirant, inclinez doucement votre torse vers le sol tout en gardant vos pieds écartés de la largeur des hanches et vos bras le long du corps.
4. Une fois que vous êtes à mi-chemin ou aussi bas que votre souplesse le permet, tendez vos bras derrière vous et placez vos paumes à plat contre le mur, les doigts pointant vers le haut. Vos mains devraient être à une hauteur confortable, tout en procurant une bonne extension.
5. Votre corps devrait former un angle droit, avec votre torse et vos bras alignés horizontalement par rapport au sol et vos jambes perpendiculaires à ceux-ci.
6. Exercez une pression contre le mur avec vos mains et ressentez l'étirement le long de la partie avant de votre poitrine, vos épaules et l'ensemble de votre dos.
7. Si votre souplesse le permet, vous pouvez remonter vos mains plus haut sur le mur pour intensifier l'étirement. Si l'étirement est trop intense, vous pouvez abaisser vos mains pour en réduire l'intensité.
8. Maintenez vos hanches au-dessus de vos chevilles et basculez légèrement votre bassin en avant. Votre regard peut se diriger vers vos jambes ou le sol.
9. Respirez profondément et régulièrement, relâchez la tension à chaque expiration et soulevez légèrement votre torse à chaque inspiration pour accentuer l'étirement.
10. Pour sortir de la posture, pliez doucement vos genoux et redressez-vous lentement, en empilant votre colonne vertébrale vertèbre après vertèbre. Retirez vos mains du mur et tenez-vous droit, prenez un moment pour ressentir les effets vivifiants de l'étirement.

POSTURE DE L'ŒIL DE L'AIGUILLE CONTRE LE MUR

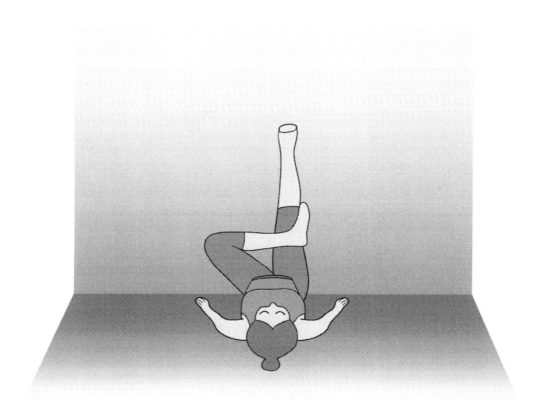

1. Commencez par placer un tapis ou une surface confortable à côté d'un mur.
2. Assis avec les pieds à plat sur le sol et les genoux pliés, positionnez-vous avec une hanche proche du mur.
3. Allongez-vous délicatement sur le dos et élevez les deux jambes contre le mur.
4. Placez vos pieds contre le mur, vos genoux devraient être légèrement pliés.
5. Croisez votre cheville droite au-dessus de votre cuisse gauche, juste au-dessus du genou, pour former un "4" avec vos jambes. Le genou droit devrait être orienté vers l'extérieur pour ouvrir l'articulation de la hanche.
6. Poussez doucement le genou droit loin de votre corps avec votre main droite si nécessaire. Assurez-vous cependant qu'il n'y ait pas de douleur dans l'articulation du genou.
7. Ajustez la distance entre votre corps et le mur pour augmenter ou réduire l'intensité de l'étirement. Se rapprocher du mur accentuera l'étirement, tandis que s'en éloigner le rendra plus doux.
8. Lorsque vous vous installez dans la pose, assurez-vous que votre colonne vertébrale est bien alignée et que l'arrière de votre tête repose sur le sol. Vos bras peuvent reposer détendus le long de votre corps ou être étendus en forme de "T".
9. Concentrez-vous sur votre respiration. Inspirez profondément et imaginez, en expirant, toute raideur de votre bas du dos et de vos hanches se relâchant.
10. Lorsque vous vous sentez prêt ou après quelques minutes, dénouez votre cheville droite et replacez vos deux pieds contre le mur.
11. Pour réaliser la posture du côté opposé, croisez la cheville gauche sur la cuisse droite.
12. Après avoir terminé l'exercice des deux côtés, ramenez doucement vos genoux vers votre poitrine pour un doux enlacement, puis roulez prudemment sur le côté pour vous asseoir. Prenez un instant pour ressentir comment vos hanches semblent plus ouvertes et détendues avant de poursuivre.

FENTE MURALE

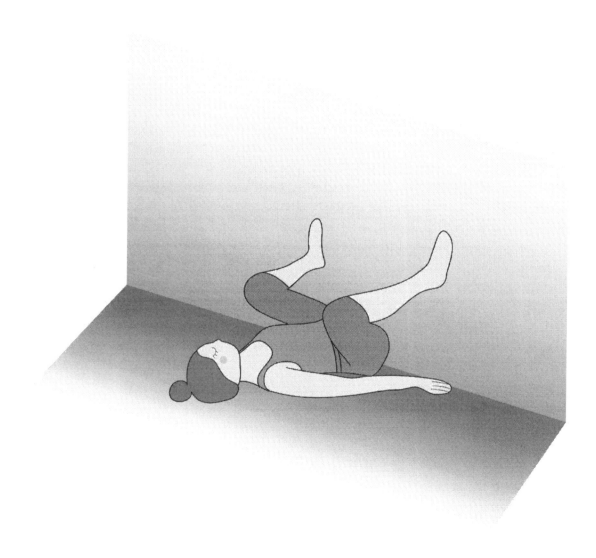

1. Commencez par placer votre tapis d'exercice près d'un mur, de manière à disposer de suffisamment d'espace pour vous allonger avec les jambes surélevées contre le mur.
2. Assurez-vous que votre tête et votre colonne vertébrale forment une ligne droite lorsque vous vous allongez sur le dos sur le tapis.
3. Glissez vos hanches vers le mur jusqu'à ce qu'elles le touchent ou s'en approchent le plus possible sans inconfort. Cela peut nécessiter quelques ajustements ; utilisez vos coudes et vos mains pour vous aider à vous rapprocher.
4. Élevez vos jambes et appuyez-les contre le mur. Votre corps devrait former un "L", vos jambes étant perpendiculaires au mur et votre torse reposant à plat sur le sol.
5. Pliez vos genoux et laissez-les s'ouvrir vers les côtés, les semelles de vos pieds se touchant pour former un diamant. Cette position ressemble à celle du papillon ou à l'angle lié, mais avec le soutien du mur.
6. Vos pieds devraient rester contre le mur, avec vos talons et vos semelles se touchant ou presque. Plus vos pieds sont proches de votre bassin, plus l'étirement de vos adducteurs est intense.
7. Posez vos mains sur votre abdomen ou étendez-les sur le sol à vos côtés, paumes vers le haut. Cela aidera à détendre vos épaules et votre torse.
8. Contractez légèrement le centre de votre corps pour protéger votre bas du dos et vous assurer qu'il touche le sol.
9. Respirez profondément et régulièrement tout en étirant vos adducteurs et vos hanches. Ressentez la stabilité et le soutien offerts par le mur et le sol sous vous.
10. Maintenez cette position pendant plusieurs respirations, en ressentant un léger étirement dans vos adducteurs. Évitez toute tension en gardant votre cou et votre colonne vertébrale dans une position neutre.

ÉTIREMENT DE LA POITRINE DEBOUT CONTRE LE MUR

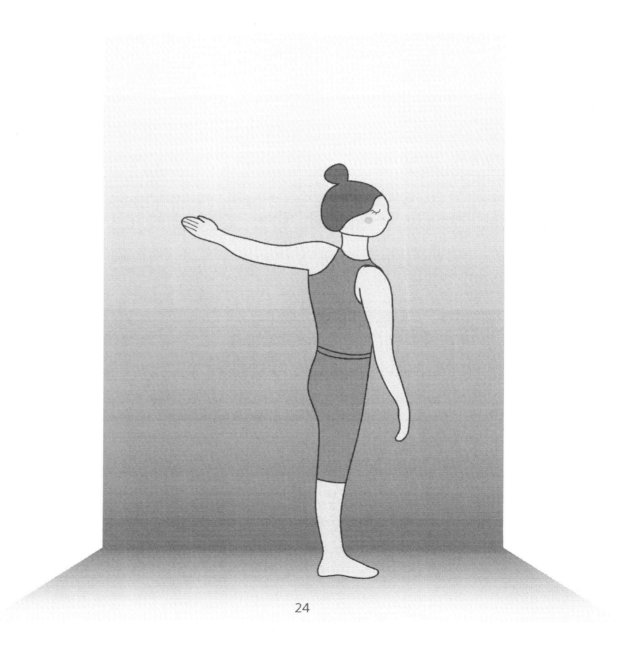

1. Commencez par vous positionner près d'un mur ou d'une surface verticale stable.
2. Tenez-vous perpendiculairement au mur, à environ la longueur d'un bras de distance, les pieds écartés à la largeur des épaules pour assurer une base stable.
3. Tendez un bras sur le côté à la hauteur de l'épaule et placez la paume de la main, l'avant-bras et le coude contre le mur. Le coude devrait former le sommet d'un angle de 90 degrés avec votre bras.
4. Tournez lentement votre corps dans le sens opposé du bras tendu et du mur, jusqu'à ce que vous ressentiez une douce extension à travers la poitrine et l'avant de l'épaule. Le côté de la poitrine dont le bras est contre le mur devrait ressentir l'étirement.
5. Veillez à ce que votre tête et votre cou restent alignés avec votre colonne vertébrale pendant l'étirement et évitez tout mouvement d'inclinaison vers l'avant ou l'arrière.
6. Maintenez cet étirement pendant 20 à 30 secondes, respirez profondément, ressentez la tension dans vos pectoraux à chaque expiration.
7. Relâchez progressivement l'étirement en tournant de nouveau vers le mur et en baissant le bras.
8. Changez de côté, placez le bras opposé contre le mur et répétez l'étirement.
9. Vous pouvez légèrement ajuster l'angle de votre bras, soit plus haut soit plus bas que la hauteur de l'épaule, pour intensifier l'étirement. Assurez-vous toujours que l'étirement est confortable et ne provoque pas de douleur.
10. Terminez l'étirement en faisant rouler vos épaules plusieurs fois vers l'avant et vers l'arrière, puis en secouant doucement vos bras.

SQUAT MURAL DEBOUT

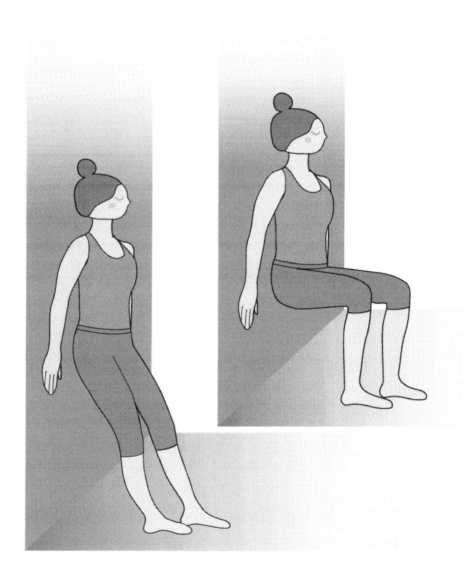

1. Pour commencer, positionnez-vous avec le dos bien plat contre un mur. Vos pieds devraient être à environ soixante centimètres du mur, écartés à la largeur des hanches. Assurez-vous que l'ensemble de votre dos, de la base du crâne au coccyx, touche le mur.
2. Ancrez-vous en pressant fermement vos pieds au sol. Les avants de vos pieds et vos talons devraient supporter le même poids.
3. Inspirez profondément tout en étirant votre colonne vertébrale et en contractant vos abdominaux. Vous pouvez placer vos mains sur vos hanches ou les laisser doucement le long de votre corps.
4. Pliez les genoux et commencez, en expirant, à glisser le dos le long du mur. Descendez lentement en veillant à ce que vos genoux restent alignés au-dessus de vos chevilles. Essayez d'amener vos genoux à un angle de 90 degrés, comme si vous étiez assis sur une chaise invisible.
5. En descendant en squat, pressez votre tête et votre dos contre le mur. Cela vous assure de maintenir une posture droite et alignée.
6. Gardez vos genoux alignés avec le deuxième orteil et vos cuisses parallèles au sol. C'est crucial pour protéger vos genoux et tirer le meilleur parti de l'exercice.
7. Activez les muscles de vos cuisses pour ressentir la force de vos jambes. Pressez également fermement le sol avec vos pieds.
8. Pour l'équilibre, vous pouvez garder vos bras le long de votre corps ou les tendre devant vous. Si vous cherchez un défi supplémentaire, levez vos bras au-dessus de votre tête.
9. Maintenez la position du squat tout en respirant profondément. Concentrez-vous sur le maintien d'un tronc solide et d'une posture droite, en utilisant le mur comme guide.
10. Pressez fermement vos pieds sur le sol et étendez lentement vos genoux pour quitter la pose. Glissez le dos le long du mur jusqu'à ce que vous soyez à nouveau debout.

POMPES MURALES

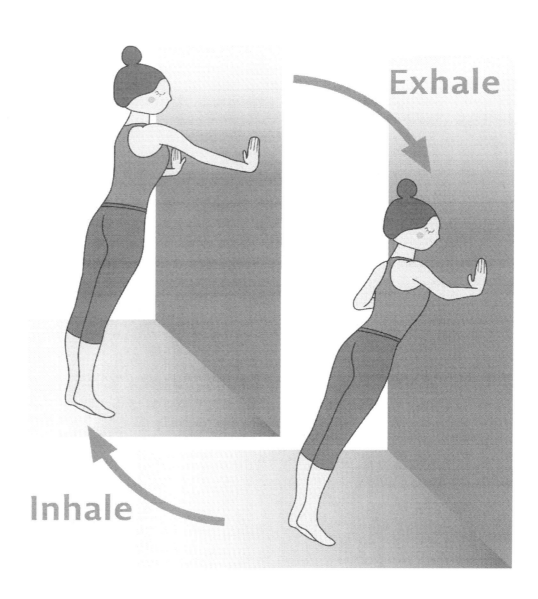

1. Commencez en vous plaçant à quelques pas d'un mur solide. Vous devriez être face au mur, les pieds écartés à la largeur des hanches.
2. Placez vos paumes contre le mur, les bras tendus. Elles devraient être légèrement plus écartées que la largeur des épaules. Écartez bien vos doigts pour avoir un meilleur soutien et assurez-vous que vos majeurs pointent directement vers le haut.
3. Inspirez profondément tout en alignant votre corps en une ligne droite de la tête aux talons. Veillez à ce que votre dos ne s'arque pas et que vos hanches ne tombent pas en contractant vos muscles abdominaux.
4. Pliez vos coudes et commencez à pencher votre corps vers le mur en expirant. Vos coudes ne devraient pas s'écarter latéralement ; ils devraient être légèrement inclinés vers votre tronc.
5. Penchez-vous jusqu'à ce que votre nez frôle presque le mur ou autant que votre flexibilité et force le permettent. Veillez à maintenir une posture droite et solide tout en engageant vos fessiers et vos abdominaux.
6. Poussez avec la force de votre poitrine et de vos épaules pour vous éloigner du mur et tendez vos bras pour revenir à votre position initiale. Cela complète une répétition.
7. Assurez-vous que votre tête reste dans une position neutre pendant l'exercice. Votre regard peut être légèrement au-dessus de l'endroit où vos mains sont positionnées.
8. Répétez les pompes murales aussi souvent que vous le souhaitez ou jusqu'à ce que vous ressentiez une sensation de brûlure dans les muscles de votre haut du corps.
9. Pour rendre l'exercice plus difficile, éloignez-vous davantage du mur et augmentez l'angle de votre corps. À l'inverse, en vous rapprochant du mur, la difficulté sera réduite.

ÉTIREMENT DES MOLLETS DEBOUT CONTRE UN MUR

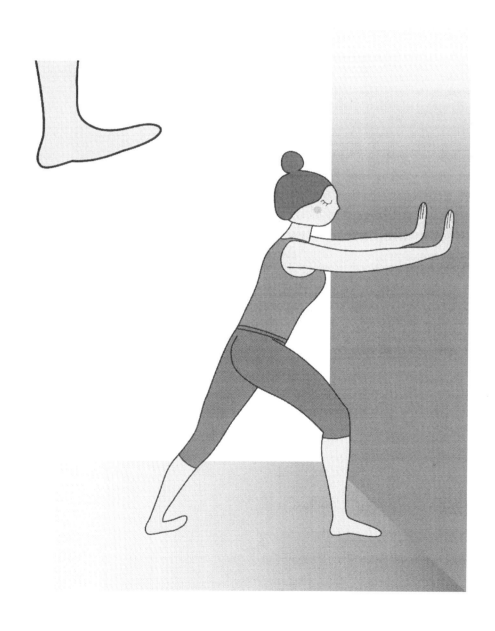

1. Positionnez-vous face au mur, les bras le long du corps.
2. Placez vos mains à plat contre le mur à hauteur de poitrine, les bras tendus devant vous.
3. Faites un pas en arrière avec le pied droit, étirez-le complètement en plaçant la pointe du pied au sol, tout en gardant le talon relevé. C'est ce pied que vous allez étirer.
4. Gardez la jambe arrière tendue. Pliez le genou avant et inclinez-vous en avant en poussant contre le mur. Essayez de rapprocher le talon du pied arrière du sol. Ce mouvement étire les muscles du mollet.
5. Assurez-vous que le talon du pied arrière demeure élevé et que les deux pieds sont orientés vers l'avant. Vous devriez ressentir un étirement le long du muscle du mollet de la jambe étirée.
6. Maintenez cette position tout en respirant profondément plusieurs fois. À chaque expiration, essayez d'approfondir l'étirement en pressant le talon plus près du sol.
7. Gardez cette position pendant 30 secondes à une minute ou aussi longtemps que cela reste confortable, puis changez pour étirer avec le pied gauche en arrière.
8. Pour une variation optionnelle, intensifiez l'étirement en fléchissant légèrement le genou de la jambe tendue. Cela cible une autre partie du muscle du mollet, le soleus, qui se trouve sous le muscle gastrocnémien, qui est plus grand.

POSE DE LA CHAISE CONTRE LE MUR

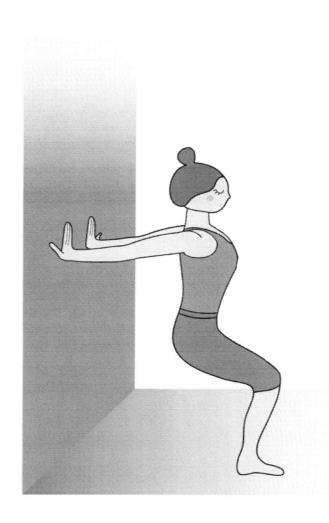

1. Commencez par vous placer dos au mur, à environ un demi-mètre de distance. Gardez vos pieds solidement au sol, écartés à la largeur des hanches.
2. Commencez à vous accroupir, comme si vous alliez vous asseoir sur une chaise imaginaire. Vos cuisses devraient être parallèles au sol, mais descendez aussi bas que cela vous est confortable.
3. Reculez jusqu'à ce que vos épaules et le haut de votre dos soient en contact avec le mur. Assurez-vous que le bas de votre dos ne s'écarte pas du mur ; engagez vos abdominaux pour le garder proche.
4. Tendez les deux bras devant vous à hauteur d'épaule. Tournez ensuite vos paumes l'une vers l'autre et écartez vos bras de façon à ce que le dos de vos mains ou vos poignets soient pressés contre le mur.
5. Appuyez le dos de vos mains ou vos poignets contre le mur tout en étendant vos bras vers l'extérieur. Vos épaules et votre poitrine devraient être étirées. Assurez-vous que vos épaules restent basses et ne remontent pas vers vos oreilles.
6. N'oubliez pas de respirer profondément tout en maintenant cette position. Gardez vos talons fermement au sol et vos genoux alignés au-dessus de vos chevilles. L'objectif est de maintenir une ligne droite de votre tête à votre coccyx, en utilisant le mur comme guide pour garder le haut du corps droit et engagé.
7. Pour sortir de la position, appuyez fermement sur vos pieds, étendez vos jambes et redressez-vous. Abaissez vos bras et éloignez-vous du mur.
8. Prenez un moment pour rester debout dans une position neutre et ressentez les sensations dans vos épaules et le haut de votre dos. Cette pose peut être particulièrement bénéfique pour les personnes passant de longues heures assises à un bureau ou devant un ordinateur, car elle permet de contrer la posture avachie.

BRAS CONTRE LE MUR POSITION D'EXTENSION

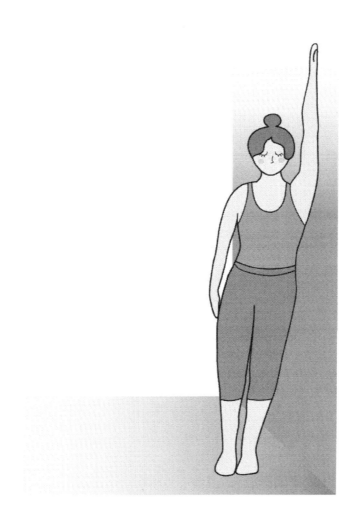

1. commencez par vous tenir sur le côté, à environ une longueur de bras du mur.
2. tendez le bras le plus proche du mur et placez toute votre main et votre avant-bras contre le mur. Votre main doit être à la hauteur de votre épaule et vos doigts doivent être tournés vers l'arrière, le pouce étant dirigé vers le haut.
3. vous devriez sentir un étirement sur l'avant de votre épaule et de votre poitrine lorsque vous commencez lentement à tourner votre corps à l'opposé du mur. Maintenez votre main et votre avant-bras fermement contre le mur.
4. Assurez-vous que vos pieds sont bien à plat sur le sol et que votre colonne vertébrale reste droite. La tête doit être dans une position neutre et ne doit pas tomber vers l'avant ou basculer vers l'arrière. Contractez légèrement votre ventre pour rester stable.
5. pour intensifier l'étirement, appuyez doucement avec la paume de votre main et votre avant-bras contre le mur et tournez votre corps plus loin. Vous pouvez également ajuster l'angle de votre bras - plus haut ou plus bas - pour cibler différentes parties de l'épaule et de la poitrine.
6. maintenez cet étirement pendant 20 à 30 secondes, tout en respirant régulièrement et profondément. Essayez d'approfondir l'étirement en douceur à chaque expiration, sans le forcer.
7. relâchez lentement l'étirement en vous tournant à nouveau vers le mur et en abaissant votre bras. Secouez doucement la main et le bras. Étirez ensuite l'autre côté.
8. après avoir étiré les deux bras, tenez-vous debout et détendu pendant un moment. Faites rouler vos épaules en effectuant quelques cercles, à la fois vers l'avant et vers l'arrière, afin de relâcher les tensions restantes.

POSITION D'ÉTIREMENT DU BRAS CONTRE LE MUR

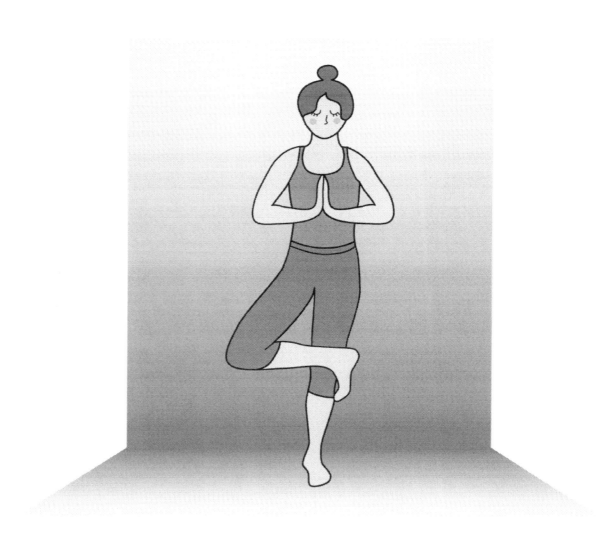

1. Commencez par vous placer latéralement à environ une longueur de bras de la paroi.
2. Tendez le bras le plus proche du mur et placez toute votre main et votre avant-bras contre la paroi. Votre main doit être à la hauteur de l'épaule, les doigts pointant vers l'arrière et le pouce vers le haut.
3. Vous devriez ressentir une étirement sur le devant de votre épaule et de votre poitrine lorsque vous commencez lentement à tourner votre corps en éloignant de la paroi. Maintenez fermement votre main et votre avant-bras contre le mur.
4. Veillez à garder vos pieds bien à plat sur le sol et votre colonne vertébrale droite. Votre tête doit rester en position neutre, sans s'incliner vers l'avant ni vers l'arrière. Contractez légèrement votre abdomen pour maintenir la stabilité.
5. Pour intensifier l'étirement, appuyez doucement avec la paume de votre main et votre avant-bras contre le mur et tournez davantage votre corps. Vous pouvez également ajuster l'angle de votre bras, en le plaçant plus haut ou plus bas, pour cibler différentes zones de l'épaule et de la poitrine.
6. Maintenez cet étirement pendant 20 à 30 secondes tout en respirant profondément et régulièrement. À chaque expiration, essayez d'approfondir légèrement l'étirement sans forcer.
7. Relâchez doucement l'étirement en tournant de nouveau vers le mur et en baissant le bras. Secouez doucement la main et le bras. Puis étirez le côté opposé.
8. Après avoir étiré les deux bras, restez détendu(e) pendant un moment. Faites quelques rotations des épaules, dans les deux sens, pour libérer les tensions résiduelles.

POSTURE DE LA TIGE CONTRE LE MUR

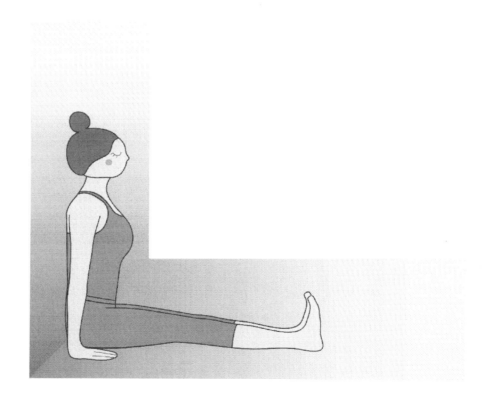

1. Pour commencer, asseyez-vous au sol avec les jambes tendues. Votre dos devrait être contre un mur et l'arrière de vos jambes bien pressé contre le sol.
2. Pressez vos omoplates contre le mur derrière vous. Cela aide à aligner votre colonne vertébrale droite le long du mur. Votre tête devrait être dans une position neutre, avec l'arrière de la tête légèrement touchant le mur, assurant une ligne droite de votre coccyx à la couronne de votre tête.
3. Veillez à ce que vos genoux et vos orteils pointent vers le haut et contractez progressivement les muscles de vos cuisses. Fléchissez vos pieds et appuyez l'arrière de vos talons sur le sol.
4. Posez vos bras le long de votre corps et appuyez fermement vos mains contre le sol. Cela vous offre non seulement un soutien supplémentaire, mais aide également à étirer votre colonne vertébrale.
5. Respirez profondément et régulièrement. En inspirant, imaginez votre colonne vertébrale s'étirant encore plus, et en expirant, ancrez vos ischions plus profondément dans le sol.
6. Maintenez cette posture pendant 5 à 10 respirations ou plus si cela vous est confortable. Détendez les muscles de votre visage tout en maintenant la tension dans vos cuisses.
7. Pour sortir de la posture, pliez doucement les genoux et posez les pieds sur le sol. Inclinez-vous légèrement vers l'avant pour détacher et relaxer votre dos du mur.
8. Après avoir relâché la posture, il est conseillé de s'allonger pour détendre le corps et intégrer les bienfaits de la posture de la tige.

TECHNIQUES AVANCÉES DE PILATES CONTRE LE MUR

Après avoir maîtrisé avec grâce et persévérance les bases du Pilates au mur, vous êtes désormais à l'aube de défis plus profonds et de mouvements plus complexes avec votre partenaire inébranlable – le mur. Cette section rend hommage à ceux qui cherchent constamment à repousser leurs limites, à atteindre de nouveaux sommets et à véritablement maîtriser l'art et la discipline du Pilates au mur.

Vos interactions précédentes avec le mur vous ont préparé à ce moment. La connexion, la confiance et la compréhension que vous avez développées seront désormais mises à l'épreuve et approfondies, car les exercices gagnent en complexité et en intensité. Ici, le mur devient bien plus qu'un simple soutien : il devient une force dynamique, poussant et tirant constamment, mettant au défi chaque fibre de votre être.

Chaque exercice avancé présenté ici a été minutieusement élaboré et nécessite non seulement une force physique et une flexibilité, mais également une concentration mentale aiguë. Les nuances sont plus subtiles, l'équilibre est plus précaire, et les résultats, oh, tellement gratifiants ! C'est une symphonie du corps, de l'esprit et du mur, se traduisant par des performances à la fois gracieuses et puissantes.

Mais un mot de prudence : bien que l'attrait des mouvements avancés soit indéniablement séduisant, il est essentiel de les aborder avec respect et conscience. Assurez-vous que vos bases sont solides et que vous êtes véritablement prêt à relever ces défis. N'oubliez pas qu'il ne s'agit pas de précipiter le processus, mais plutôt de s'engager pleinement dans le voyage.

CHIEN TÊTE EN BAS AVEC TALONS CONTRE LE MUR

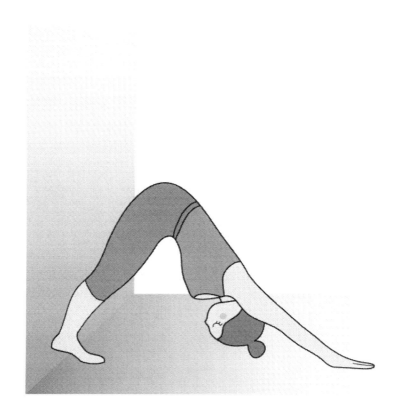

1. Commencez par vous tenir à une certaine distance du mur, dos tourné vers celui-ci.
2. Respirez profondément et, en expirant, penchez-vous à partir de vos hanches jusqu'à ce que vos paumes touchent complètement le sol, écartées de la largeur des épaules. Votre corps devrait former un "V" inversé.
3. Reculez vos pieds un par un jusqu'à ce qu'ils soient espacés d'environ la largeur des hanches, avec vos talons élevés et appuyés contre le mur pour soutien. Vos orteils restent sur le sol.
4. Inspirez profondément et engagez le centre de votre corps. Veillez à écarter vos doigts et à répartir votre poids de manière égale sur les deux mains.
5. En expirant, pressez doucement votre poitrine en direction de vos cuisses, étirez votre colonne vertébrale et levez vos hanches. Vos muscles des cuisses et des mollets s'étireront.
6. Assurez-vous que votre tête est alignée avec vos bras, sans tomber ni regarder vers le haut, mais en position neutre. Cela permet de garder votre cou long et détendu.
7. Continuez à presser doucement vos talons contre le mur et utilisez-le comme repère pour maintenir l'alignement et offrir un étirement plus profond aux muscles des mollets.
8. Respirez profondément et maintenez la posture, veillant à ce que vos épaules restent éloignées de vos oreilles et que les omoplates s'écartent.
9. Pour sortir de la position, inspirez profondément. En expirant, pliez vos genoux et avancez vos pieds vers vos mains. Pour terminer l'exercice, redressez-vous lentement, vertèbre après vertèbre, jusqu'à être debout.

GRAND ÉCART LATÉRAL CONTRE LE MUR

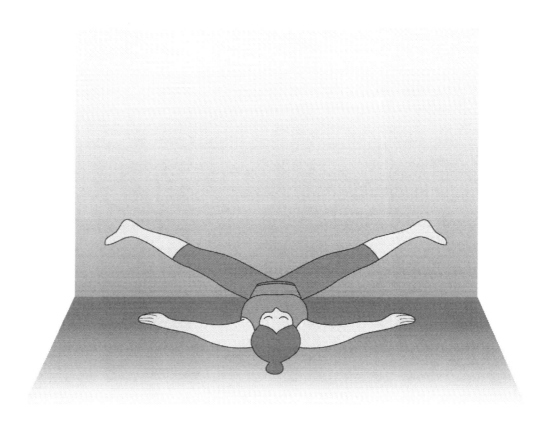

1. Commencez par positionner un tapis ou une surface douce perpendiculairement au mur.
2. Asseyez-vous latéralement en plaçant une hanche contre le mur, les genoux pliés et les pieds à plat sur le sol.
3. Tout en pivotant pour vous allonger sur le dos, descendez doucement sur vos avant-bras et levez vos jambes contre le mur.
4. Étendez complètement vos jambes le long du mur et laissez la gravité les écarter en forme de grand écart ou de "V". Les plantes de vos pieds doivent être tournées vers l'extérieur et les talons doivent reposer contre le mur.
5. Ajustez, si nécessaire, votre distance par rapport au mur. Si vos cuisses sont plus tendues, vous devrez peut-être éloigner vos hanches du mur. Si vous êtes plus souple, rapprochez vos hanches du mur pour intensifier l'étirement.
6. Placez vos bras dans une position confortable, que ce soit détendus à vos côtés, étendus latéralement en forme de "T", ou étendus au-dessus de la tête, selon ce qui vous semble le plus confortable et offre le meilleur équilibre.
7. Détendez-vous dans cette posture et laissez le poids de vos jambes et la gravité approfondir l'étirement. Veillez à ne pas trop écarter vos jambes; trouvez une position où vous ressentez un étirement doux, sans douleur.
8. Concentrez-vous sur votre respiration. À chaque expiration, imaginez que la tension diminue, en particulier dans les adducteurs et les muscles des cuisses. À chaque inspiration, visualisez votre colonne vertébrale s'allonger et votre dos se détendre davantage sur le sol.
9. Pour assurer le confort et protéger le bas de votre dos, assurez-vous que cette partie du dos repose bien à plat sur le sol et faites les ajustements nécessaires si besoin.
10. Selon votre niveau de confort et de souplesse, maintenez la position pendant quelques secondes ou quelques respirations.

POSE DU TRIANGLE TOURNE CONTRE LE MUR

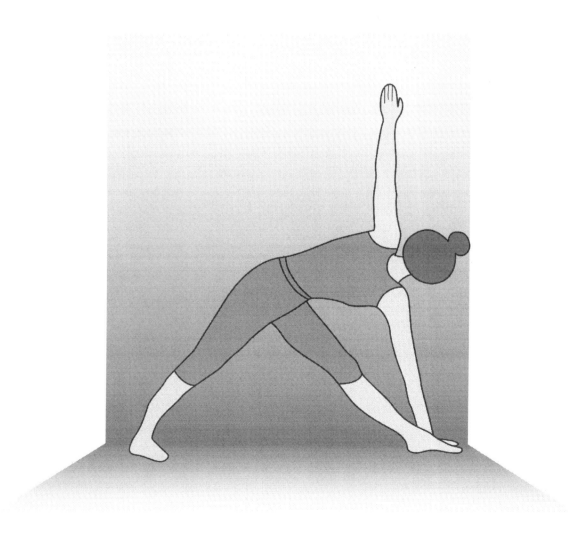

1. Commencez par positionner un tapis perpendiculairement au mur.
2. Placez-vous dos au mur, les pieds écartés à la largeur des hanches.
3. Avancez votre pied droit d'un mètre à un mètre et demi devant votre pied gauche.
4. Pivotez votre pied gauche d'environ 45 degrés de sorte que le talon de votre pied gauche soit aligné avec le talon de votre pied droit.
5. Placez votre main gauche sur votre hanche droite tout en étendant vos bras à hauteur d'épaule de chaque côté.
6. Respirez profondément et étirez votre colonne vertébrale.
7. En expirant, penchez-vous en avant depuis les hanches, tout en gardant le dos droit. Essayez de maintenir vos hanches alignées, en évitant que l'une ne dépasse plus que l'autre.
8. Tendez votre bras droit vers le mur et placez la paume de votre main à plat contre celui-ci. La hauteur exacte dépendra de votre flexibilité ; certains la placeront au niveau des hanches, d'autres plus bas. Ajustez selon ce qui vous semble confortable.
9. Choisissez doucement un point sur le sol devant vous pour maintenir votre équilibre.
10. Inspirez, puis, en expirant, tournez votre buste vers la droite, en commençant par la base de votre colonne vertébrale.
11. Intensifiez la rotation à chaque expiration, mais sans forcer. Tournez finalement votre tête, dirigeant votre regard soit vers le plafond, soit vers le mur, selon le confort de votre nuque.
12. Assurez-vous que votre genou avant est bien aligné avec votre cheville et que votre dos est toujours droit.
13. Ancrez fermement vos pieds au sol pour vous stabiliser.
14. Respirez profondément dans cette pose, ressentant l'étirement le long de votre colonne vertébrale et l'ouverture de la poitrine.
15. Pour sortir de la pose, tournez doucement votre buste pour revenir en position penchée vers l'avant. Ramenez votre pied droit vers le pied gauche.
16. Avancez votre pied gauche et répétez la séquence de l'autre côté.

POSE DE LA COLOMBE DORMANTE CONTRE LE MUR

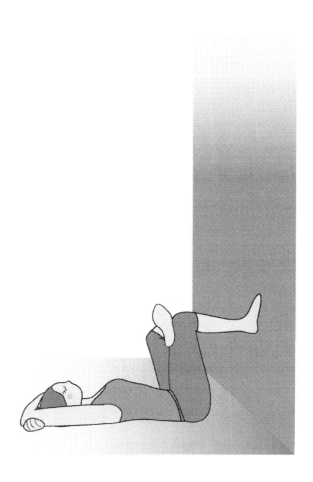

1. Commencez par positionner votre tapis d'exercice près d'un mur. Assurez-vous d'avoir suffisamment d'espace pour vous allonger tout en étirant vos jambes contre ce mur.
2. Allongez-vous doucement sur le tapis en alignant la tête, le cou et la colonne vertébrale, de manière à être confortablement posé au sol.
3. Glissez lentement vos hanches vers le mur jusqu'à ce qu'elles le touchent ou soient aussi proches que vous le trouvez confortable. Utilisez vos mains et bras pour vous soutenir lors de ce mouvement.
4. Élevez vos jambes et placez-les contre le mur. Votre corps forme un "L", avec votre tronc à plat sur le sol et vos jambes levées verticalement contre le mur.
5. Formez un "4" avec vos jambes en pliant votre genou droit et en plaçant votre cheville droite juste au-dessus de votre genou gauche.
6. Le pied appuyé contre le mur devrait être légèrement fléchi pour protéger votre genou. Vous ressentirez un étirement doux dans la hanche droite et la cuisse.
7. Laissez le poids du genou droit s'abaisser doucement pour intensifier l'étirement. Assurez-vous que votre dos et votre bassin sont bien en contact avec le tapis.
8. Placez vos mains sur votre ventre ou étendez-les de chaque côté de votre corps. Cela permet de détendre et d'ancrer le haut du corps.
9. Contractez légèrement vos abdominaux, veillant à ce que le bas du dos reste en contact avec le tapis sans se cambrer exagérément.
10. Respirez profondément en vous concentrant sur la relaxation des muscles de la hanche et de la cuisse. Le support du mur offre une étirement plus profond sans solliciter les muscles des jambes.
11. Maintenez cette pose pendant la durée qui vous est confortable, en laissant la tension dans vos hanches et cuisses diminuer progressivement.
12. Pour changer de côté, étirez les deux jambes le long du mur, pliez ensuite le genou gauche et placez la cheville gauche au-dessus du genou droit afin de répéter l'étirement de l'autre côté.

POSE DU GUERRIER CONTRE LE MUR

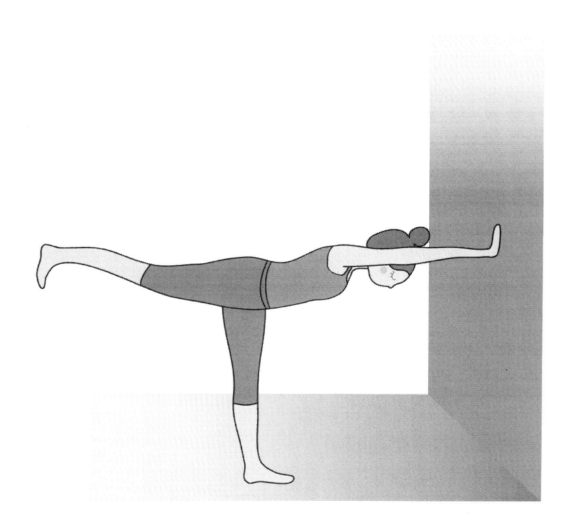

1. Commencez par vous placer à environ une longueur de jambe du mur. Faites un pas en arrière par rapport au mur, à peu près équivalent à une longueur de jambe.
2. Dirigez votre regard droit devant vous et assurez-vous que le mur est directement en face de vous.
3. Écartez bien les doigts et pressez fermement vos paumes à hauteur d'épaule contre le mur.
4. Transférez votre poids sur votre pied droit et établissez une base solide avec le talon et la plante du pied.
5. Commencez à étirer votre jambe gauche directement derrière vous et soulevez-la du sol. Veillez à ce que les points de votre hanche soient orientés vers le bas afin de maintenir un bassin neutre.
6. Pour stabiliser votre colonne vertébrale, engagez les muscles de votre core. Cela vous apportera équilibre et stabilité en élevant davantage votre jambe gauche.
7. Votre torse et la jambe levée devraient être aussi parallèles au sol que possible. Selon votre flexibilité et votre équilibre, cela peut varier. L'accent doit être mis sur le maintien de l'alignement et de la forme.
8. En pressant vos paumes contre le mur, vous pouvez légèrement soulever la poitrine, s'assurant qu'elle ne s'affaisse pas. Cela permettra d'étirer l'avant du corps et de renforcer l'arrière.
9. Votre jambe droite, qui supporte le poids, devrait rester légèrement fléchie au genou pour éviter une hyperextension.
10. Fixez un point quelques mètres devant vous au sol pour favoriser l'équilibre et la concentration.
11. Respirez profondément et maintenez la pose quelques instants. À chaque expiration, plongez plus profondément dans la pose et à chaque inspiration, étirez-vous davantage.
12. Pour relâcher, descendez doucement la jambe levée et tenez-vous droit. Prenez un moment pour ressentir les sensations dans votre corps.

POSTURE DE LA CHANDELLE CONTRE LE MUR

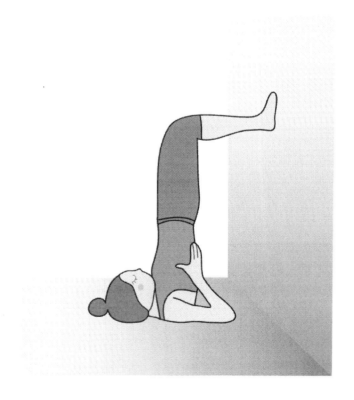

1. Commencez par positionner un tapis perpendiculairement au mur en vous assurant d'avoir suffisamment d'espace pour vous allonger avec les jambes contre le mur.
2. Votre côté droit devrait toucher le mur lorsque vous êtes assis latéralement à côté, avec vos jambes étendues devant vous.
3. Allongez-vous délicatement sur le dos et faites pivoter vos jambes vers le haut contre le mur. Vous devriez pouvoir positionner confortablement vos hanches contre le mur.
4. Votre dos devrait être à plat sur le tapis, vos jambes tendues vers le haut le long du mur, et votre corps formant un angle de 90 degrés. Ajustez-vous si nécessaire pour trouver une position où le bas du dos est soutenu et confortable.
5. Placez vos bras à vos côtés, paumes vers le bas. Cela offre une stabilité supplémentaire.
6. En contractant vos abdominaux et en utilisant vos bras comme soutien, soulevez vos hanches du sol. Lorsque vous le faites, fléchissez légèrement vos coudes et utilisez vos mains pour soutenir le bas du dos.
7. Amenez légèrement votre menton vers la poitrine afin que votre cou reste long et détendu. Évitez de mettre trop de pression sur le cou; répartissez plutôt le poids équitablement sur vos épaules.
8. Vos jambes peuvent rester contre le mur ou, pour une inversion plus profonde, vous pouvez doucement pousser loin du mur et amener vos jambes au-dessus de votre tête. Utilisez vos mains pour maintenir l'équilibre et soutenir votre dos.
9. Respirez profondément et concentrez-vous sur une respiration régulière et apaisante. La position inversée favorise une meilleure circulation sanguine, en particulier dans la région de la tête et du cou.
10. Détendez vos pieds et gardez vos chevilles en position neutre.
11. Maintenez la posture aussi longtemps que vous le trouvez agréable et soyez attentif à toute pression ou tension dans le cou.
12. Avec l'aide de vos mains, abaissez doucement vos hanches au sol pour sortir de la posture. Laissez vos jambes reposer un instant contre le mur.
13. Roulez sur le côté et utilisez votre bras comme oreiller pour votre tête. Prenez un moment pour permettre à votre circulation de s'ajuster.

POSTURE DE LA FENTE HAUTE CONTRE LE MUR

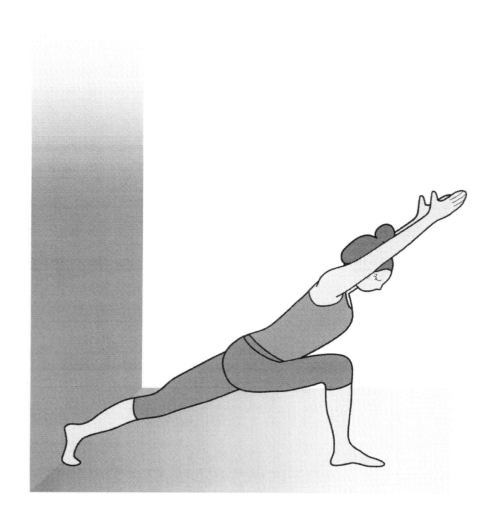

1. Commencez en vous plaçant dos au mur avec vos pieds écartés à la largeur des hanches.
2. Faites un pas en avant avec un pied de sorte que le talon soit directement sous le genou. Plus vous avancez, plus la fente sera profonde.
3. Étirez votre autre jambe vers l'arrière et placez la plante de ce pied contre le mur pour un soutien. Vos orteils doivent pointer vers le haut et être pressés contre le mur. C'est la base de votre fente.
4. Veillez à ce que vos hanches soient orientées et alignées vers l'avant en contractant le centre de votre corps. Pour éviter une hyperextension, votre genou arrière devrait être légèrement plié.
5. Levez les deux bras au-dessus de votre tête tout en stabilisant votre fente. Tendez-les droit devant vous, parallèles au sol. Gardez vos bras bien tendus, paumes face à face, et regardez droit devant.
6. Continuez à regarder devant vous en maintenant votre cou aligné neutralement avec votre colonne vertébrale. Cela garantit une répartition adéquate du poids et réduit le stress sur une zone spécifique.
7. Inspirez profondément en étirant votre colonne vertébrale et en soulevant votre buste. En expirant, imaginez que vous envoyez de l'énergie à travers vos bras tendus tout en ancrant vos pieds pour l'équilibre.
8. Même si vos bras sont tendus devant vous, assurez-vous que vos épaules restent relâchées et éloignées de vos oreilles. Cela crée un espace entre les épaules et le cou et réduit la tension.
9. Maintenez cette posture en respirant profondément plusieurs fois. Concentrez-vous sur l'étirement du fléchisseur de la hanche de la jambe dont le pied est contre le mur et sur la contraction des abdominaux.
10. Pour sortir de la posture, abaissez d'abord vos bras, reculez ensuite prudemment avec le pied arrière pour vous éloigner du mur, et revenez à une position debout.
11. Répétez la posture avec l'autre jambe pour obtenir un étirement équilibré des deux côtés.

POSTURE DE LA DÉESSE CONTRE LE MUR

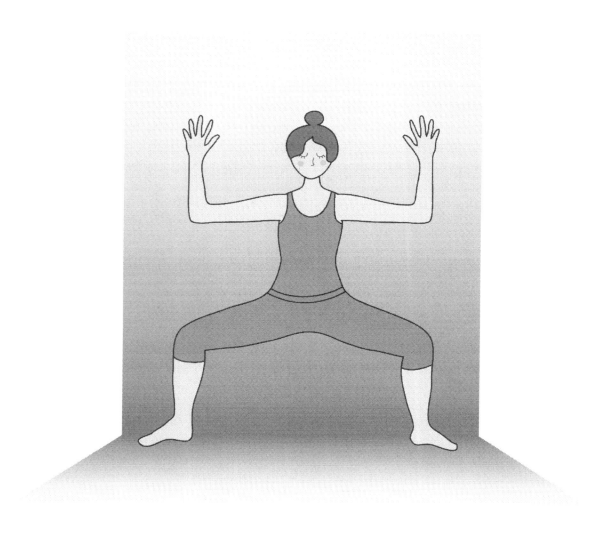

1. Commencez par vous placer dos contre un mur en veillant à ce que votre colonne vertébrale soit droite et alignée pour s'appuyer sur le mur.
2. Écartez grandement vos pieds, bien plus que la largeur de vos hanches. Orientez vos pieds à un angle de 45 degrés afin que vos orteils pointent légèrement vers l'extérieur.
3. Pressez fermement votre dos contre le mur, pliez les genoux et descendez en glissant le long du mur. Essayez d'amener vos cuisses à être aussi parallèles au sol que votre souplesse et votre force le permettent.
4. Assurez-vous que vos genoux soient alignés directement au-dessus de vos chevilles lorsque vous prenez la posture. Cet alignement est crucial pour éviter de mettre trop de pression sur les genoux.
5. Une fois que vous avez trouvé une profondeur confortable dans la posture, pressez fermement les plantes de vos pieds contre le sol. Les cuisses internes devraient s'étirer, et les quadriceps et les muscles fessiers se contracter.
6. Joignez vos mains en position de prière devant votre poitrine ou étendez vos bras devant vous à la hauteur des épaules, paumes vers l'avant, coudes pliés à 90 degrés. Cette position des bras ressemble à celle d'un "cactus" ou d'un "poteau de but".
7. Contractez les omoplates l'une vers l'autre et vers le bas, en veillant à ce qu'elles restent en contact avec le mur. Cela ouvre la poitrine et contrecarre toute tendance à se voûter.
8. Pour un soutien supplémentaire et pour garder votre dos droit, engagez vos muscles abdominaux.
9. Gardez un regard doux et fixe devant vous, veillant à ce que votre cou soit en position neutre.
10. Respirez profondément, remplissant vos poumons à chaque inspiration et expulsant l'air à chaque expiration. Essayez de maintenir la posture pendant plusieurs respirations pour ressentir la stabilité et la force dans la partie inférieure de votre corps.

FLEXION AVANT INVERSÉE CONTRE LE MUR

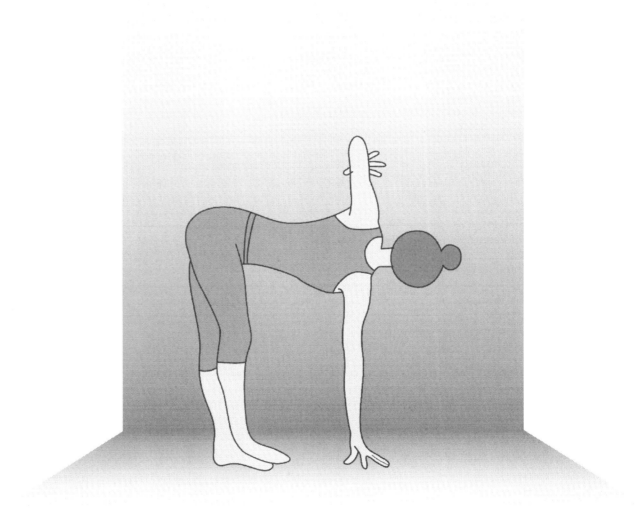

1. Commencez par vous placer à quelques mètres du mur, les pieds écartés à la largeur des hanches. Fixez votre regard directement sur le mur.
2. Penchez-vous vers l'avant et placez vos paumes à plat contre le mur, en basculant au niveau des hanches. Vos bras doivent être tendus, et vos mains positionnées juste en dessous de la hauteur des épaules. Votre corps devrait ressembler à un "L", avec vos hanches formant un angle droit.
3. Tout en maintenant cette demi-flexion avant, assurez-vous que votre dos est droit et que votre poids est réparti équitablement sur les deux pieds.
4. Déplacez lentement votre main gauche vers le centre, de sorte qu'elle soit au niveau de votre poitrine ou là où cela vous semble le plus confortable.
5. Commencez à tourner votre buste vers la droite et étirez votre bras droit vers le plafond, les doigts pointant vers le haut. C'est là que l'aspect torsadé de la posture entre en jeu. Laissez votre regard suivre et dirigez-le vers votre main droite en haut.
6. Tout en accentuant la torsion, pressez fermement vos paumes contre le mur pour vous stabiliser et veillez à ce que vos hanches restent alignées avec le mur. Le défi ici est de maintenir la position de demi-flexion avant tout en effectuant la torsion.
7. Inspirez profondément, focalisez votre attention sur la sensation d'étirement dans votre dos, l'ouverture de votre poitrine, et l'engagement de votre centre.
8. Après avoir maintenu cette position pendant quelques respirations, expirez en relâchant la torsion et ramenez votre main droite à sa position initiale contre le mur.
9. Répétez la torsion du côté opposé, cette fois en déplaçant votre main droite vers le centre et en étirant le bras gauche vers le haut.
10. Une fois les deux côtés terminés, redressez-vous lentement pour revenir en position debout.

POSE DU VOLCAN À UNE JAMBE CONTRE LE MUR

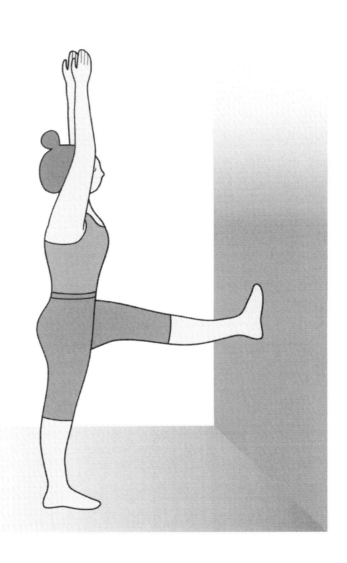

1. Commencez en position debout avec le dos tourné vers le mur, en gardant une distance d'environ une longueur de bras.
2. Ancrez fermement vos pieds au sol, écartés à la largeur des hanches. Cela établira votre base.
3. Levez les bras vers le ciel, mains orientées l'une vers l'autre et alignées avec vos oreilles. Ceci initie la posture classique du volcan.
4. Transférez lentement votre poids sur votre pied gauche. Engagez le centre de votre corps pour maintenir votre équilibre.
5. Soulevez doucement votre pied droit du sol, en le gardant fléchi et en pliant le genou. La plante du pied droit peut toucher la partie interne du mollet ou de la cuisse du pied gauche. Évitez de placer le pied au niveau du genou.
6. Pour un équilibre et un soutien supplémentaires, vous pouvez appuyer légèrement le pied levé contre le mur. Cela agit comme un filet de sécurité pour éviter les déséquilibres et les chutes.
7. Continuez à vous tenir droit, bras tendus vers le haut, tout en engageant le centre de votre corps. Imaginez qu'un fil vous tire par le sommet de la tête.
8. Respirez profondément et régulièrement. Essayez de maintenir la posture pour quelques cycles respiratoires ou aussi longtemps que vous vous sentez à l'aise.
9. Lorsque vous êtes prêt, reposez doucement le pied droit sur le sol, ramenez les bras à vos côtés et prenez un moment pour ressentir les sensations dans votre corps.
10. Répétez l'exercice de l'autre côté, en soulevant le pied gauche et en utilisant le mur pour l'équilibre si nécessaire.

ROTATION DU DEMI-LUNE EN POSITION DE FENTE AVANTÉE

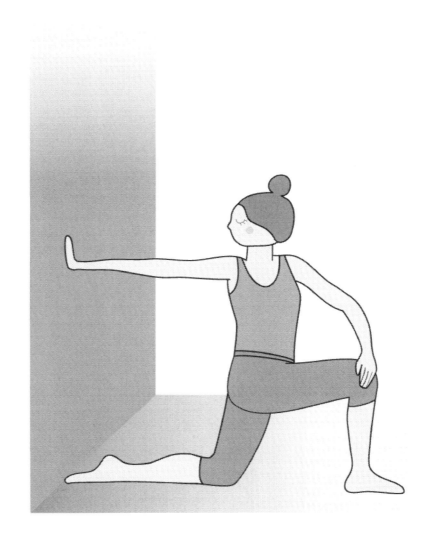

1. Commencez en position debout, dos au mur, à une distance d'environ 60 à 90 centimètres, selon la longueur de vos jambes et votre souplesse.
2. Veillez à ce que votre genou droit soit aligné juste au-dessus de votre cheville droite lorsque vous avancez votre pied droit pour entrer en fente. Le pied arrière, le gauche, devrait être positionné de sorte que les orteils pointent légèrement vers l'extérieur et que le talon soit poussé vers l'arrière.
3. Descendez en fente profonde en baissant vos hanches vers le sol, tout en veillant à ce que le genou droit reste au-dessus de la cheville droite. Vous devriez ressentir un étirement à l'avant de votre hanche gauche.
4. Tendez vos bras vers le ciel, en alignement avec vos oreilles. Approfondissez la fente et veillez à engager le centre de votre corps.
5. C'est le moment de la rotation : tournez votre buste vers la droite et étendez votre bras droit vers l'arrière pour toucher le mur derrière vous. Le bras gauche doit être tendu vers l'avant.
6. Appuyez votre main droite contre le mur pour stabiliser et accentuer la rotation.
7. Votre regard peut rester dirigé vers l'avant ou suivre votre bras droit, selon ce qui est le plus confortable pour votre cou.
8. Inspirez profondément et à chaque expiration, accentuez légèrement la rotation. Maintenez cette position pour plusieurs respirations.
9. Pour sortir de la posture, ramenez le buste au centre, abaissez les bras et revenez en position debout en rapprochant le pied droit du pied gauche.
10. Répétez le mouvement du côté opposé en avançant cette fois le pied gauche en fente.

POSTURE COMPLÈTE DU BATEAU AVEC TALONS CONTRE LE MUR

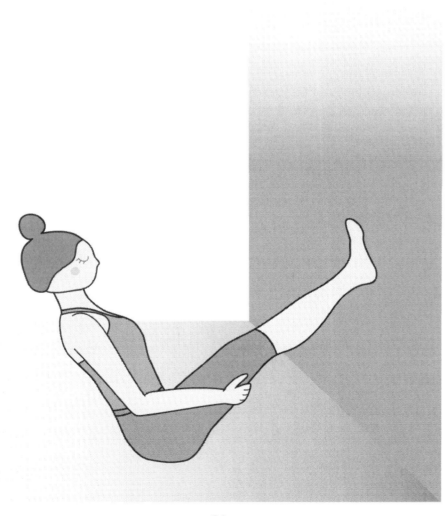

1. Commencez en vous asseyant sur le sol avec les jambes tendues devant vous et le dos droit. Placez vos talons contre le mur, les jambes parfaitement étirées.
2. Penchez-vous légèrement en arrière, en veillant à garder le dos droit et non arrondi. Contractez les abdominaux pour stabiliser le haut du corps.
3. Posez d'abord vos mains à côté de vos hanches sur le sol pour vous soutenir. Une fois que vous avez trouvé votre équilibre, soulevez lentement vos mains et tendez vos bras parallèlement au sol, les paumes se faisant face.
4. En utilisant la force de vos abdominaux, soulevez vos pieds du sol tout en pressant fermement vos talons contre le mur. Le point de contact entre vos fessiers et le sol, conjugué à la forme de votre corps, devrait former un "V".
5. Continuez à presser vos talons contre le mur tout en élevant votre poitrine. Assurez-vous que votre colonne vertébrale reste longue et droite, sans s'arrondir.
6. Respirez profondément et dirigez votre regard vers l'avant et légèrement vers le haut, en éloignant le menton de la poitrine. L'accent devrait être mis sur l'élévation et l'allongement plutôt que sur la compression.
7. Maintenez la position pendant quelques respirations en ressentant la contraction de vos cuisses, de vos fléchisseurs de hanche et de vos abdominaux.
8. Reposez vos pieds sur le sol, détendez vos bras à vos côtés et sortez de la posture.
9. Reposez-vous quelques instants, respirez profondément et répétez la posture si nécessaire.

POSTURE DE LA MAIN INVERSÉE AU GROS ORTEIL

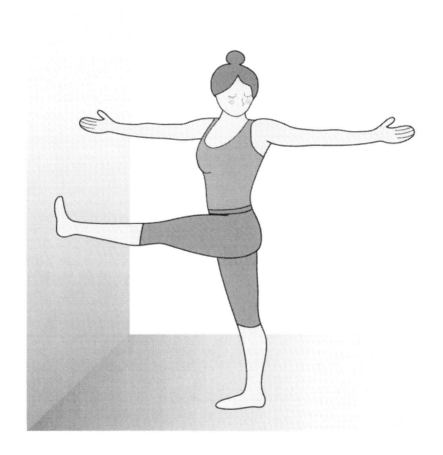

1. Commencez par vous tenir debout à environ une longueur de bras d'un mur. Positionnez-vous de manière à ce que votre côté droit soit tourné vers le mur.
2. Pressez fermement par le biais des ballons et talons de vos deux pieds pour vous centrer. Tenez-vous droit avec une colonne vertébrale allongée et des épaules détendues.
3. Assurez-vous que les ballons et les talons de vos pieds soient bien ancrés au sol pour vous offrir une bonne stabilité. Avec un grip yogique, saisissez le gros orteil de votre pied droit avec votre main droite (en enroulant l'index et le majeur autour du gros orteil). Pour garder l'équilibre, posez votre main gauche sur votre hanche gauche.
4. Si votre souplesse le permet, pressez doucement votre pied droit contre votre main tout en essayant d'étendre la jambe. Si vos muscles des cuisses sont tendus, gardez le genou légèrement plié. Commencez à étendre votre jambe droite vers le côté, en direction du mur. La plante de votre pied droit peut reposer contre le mur pour un soutien supplémentaire.
5. Approfondissez la posture en tournant votre regard et votre torse vers la gauche. Tendez votre bras gauche droit, parallèlement au sol, ou posez-le contre le mur pour un soutien supplémentaire. Cela crée l'aspect "inversé" de la posture.
6. Gardez votre colonne vertébrale longue et votre jambe d'appui puissante. Ouvrez bien la poitrine et descendez les omoplates le long du dos.
7. Maintenez la posture pendant plusieurs respirations, en laissant chaque expiration vous aider à tourner un peu plus profondément et chaque inspiration à vous allonger et stabiliser.
8. Pour sortir de la posture, ramenez doucement votre jambe droite vers le centre et relâchez la prise de l'orteil. Replacez votre pied droit sur le sol et tenez-vous quelques instants en position neutre.
9. Répétez le mouvement avec votre jambe gauche de l'autre côté.

POSTURE DE LA TABLE SUR LES AVANT-BRAS AVEC UNE JAMBE CONTRE LE MUR

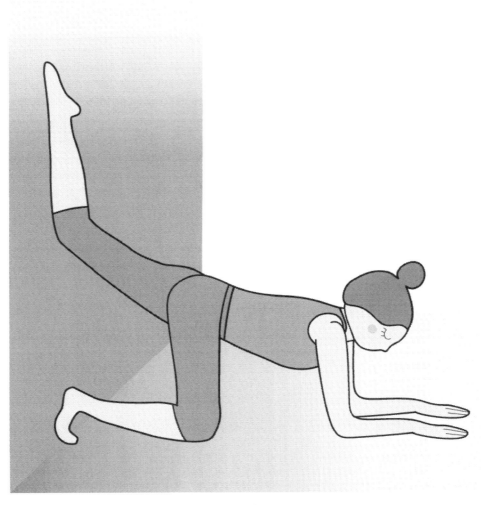

1. Commencez par vous agenouiller sur votre tapis, face opposée au mur. La distance entre vos genoux et le mur devrait être approximativement égale à la longueur de votre cuisse.
2. Penchez-vous pour poser vos avant-bras sur le tapis. Assurez-vous que vos coudes soient directement sous vos épaules et forment une ligne parallèle au bord long de votre tapis. Vos paumes peuvent être à plat sur le tapis, tournées vers le bas.
3. Activez votre tronc et soulevez-vous dans une position de table sur vos avant-bras, de sorte que votre dos soit plat et que vos hanches soient alignées avec vos épaules.
4. Votre jambe droite devrait être étendue vers l'arrière, le pied solidement appuyé contre le mur. Votre genou doit former un angle de 90 degrés, avec votre pied au niveau de la hanche.
5. Activez les muscles de votre jambe et pressez fermement le ballon de votre pied contre le mur. Cela vous donnera de la stabilité tout en activant également les muscles de la jambe levée.
6. Gardez votre cou en position neutre, aligné avec votre colonne vertébrale. Regardez vers le bas, juste devant vos mains, pour ne pas solliciter votre cou.
7. En gardant un tronc solide, veillez à ce que vos hanches ne s'affaissent pas ou ne se lèvent pas trop haut. De la tête à la pointe de votre pied tendu, votre corps devrait former une ligne droite.
8. Maintenez la posture pendant quelques instants et respirez profondément. Ressentez comment vos épaules, votre tronc et votre jambe sont engagés.
9. Abaissez doucement la jambe tendue et revenez à la position initiale de table sur les avant-bras.
10. Étendez la jambe gauche vers le mur et répétez de l'autre côté.

POSTURE DE LA PLANCHE À QUATRE POINTS AVEC PIEDS CONTRE LE MUR

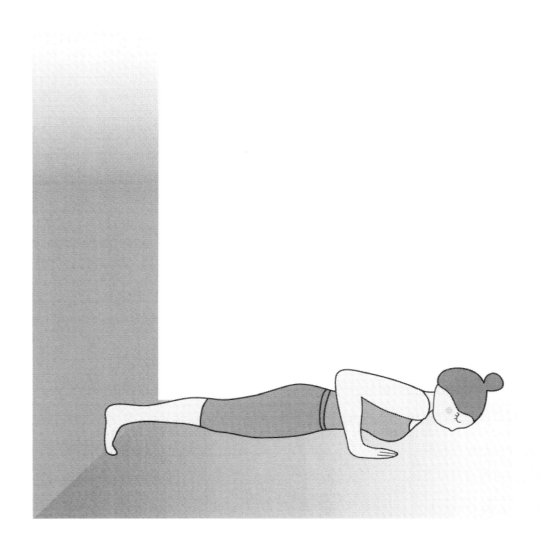

1. Commencez en position de planche avec vos mains directement sous vos épaules. De votre tête à vos talons, votre corps devrait être aligné en une ligne droite.
2. Vos pieds devraient être écartés à la largeur des hanches, avec les ballons de vos pieds pressés contre le mur. Ceci vous offre de la stabilité et un point de résistance lorsque vous vous abaissez.
3. Activez les muscles de votre tronc, comme si vous portiez un corset. Veillez à allonger votre cou en éloignant vos épaules de vos oreilles.
4. En expirant, pliez vos coudes pour abaisser votre buste vers le sol. Gardez vos coudes près de votre corps. Idéalement, votre corps devrait être parallèle au sol et flotter à quelques centimètres au-dessus.
5. Le mur sert de guide pour s'assurer que vos pieds restent élevés et ne tombent pas. Il aide à maintenir la ligne droite de votre corps de la tête aux talons.
6. Pour garder votre cou en position neutre, portez votre regard légèrement vers l'avant et vers le bas.
7. Maintenez cette posture pendant quelques respirations, en gardant une activation musculaire complète.
8. Pour sortir de cette position, vous pouvez soit vous abaisser sur votre ventre, soit vous pousser de nouveau en position de planche. Une autre option est de passer à la posture du chien tête en haut en tendant vos bras et en appuyant le dessus de vos pieds sur le tapis, tout en soulevant vos cuisses du sol.

POSTURE DU PIGEON ROYAL SUR UNE JAMBE

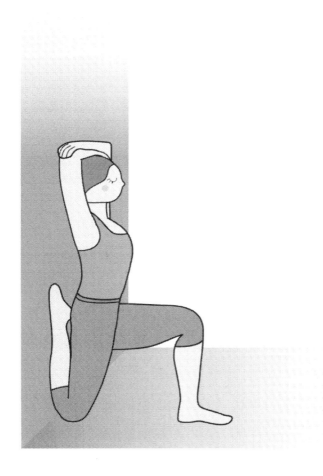

1. Commencez par vous agenouiller sur le sol de manière à ce que vos cuisses soient perpendiculaires au sol. Assurez-vous d'être suffisamment proche du mur pour que vos coudes puissent confortablement reposer dessus lorsque vous vous penchez en avant.
2. Étendez les orteils de votre jambe droite directement derrière vous. Pliez votre jambe gauche et amenez votre pied gauche vers votre hanche droite.
3. Tout en maintenant vos hanches perpendiculaires au sol, commencez à cambrer votre dos et à vous pencher doucement en arrière pour ouvrir la poitrine.
4. En vous penchant en arrière, levez les bras au-dessus de la tête puis pliez les coudes pour qu'ils puissent reposer contre le mur pour vous soutenir. Vos doigts devraient pointer vers le haut, et vos mains devraient être actives.
5. Avec le soutien du mur, exercez une légère pression sur vos coudes pour accentuer la cambrure sans exercer trop de pression sur le bas du dos.
6. Lorsque cela vous est confortable, relâchez doucement la tête. Gardez une position neutre et regardez devant vous ou légèrement vers le haut si cela met votre cou sous tension.
7. Maintenez cette posture pendant quelques respirations, en veillant à ce que vos hanches restent carrées et ancrées.
8. Pour sortir de la posture, appuyez légèrement sur vos coudes et votre tibia avant pour soulever le haut de votre corps. Répétez de l'autre côté puis revenez lentement à la position de départ.

POSTURE DE COBRA CONTRE LE MUR

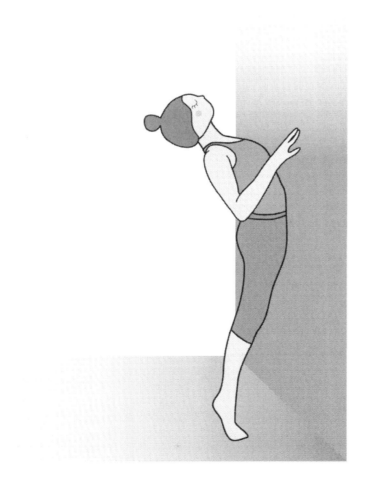

1. Commencez par vous placer à quelques pas d'un mur. Vos pieds devraient être parallèles, espacés de la largeur des hanches, et fermement ancrés au sol.
2. Posez vos mains à plat contre le mur, à hauteur d'épaule, les bras étendus devant vous. Les doigts doivent être bien écartés, le majeur pointant directement vers le haut.
3. Commencez doucement à cambrer le dos en inspirant. Le mouvement devrait démarrer au niveau du coccyx et se poursuivre en remontant de la région lombaire jusqu'au thorax. Votre menton devrait se soulever légèrement.
4. Appuyez doucement avec vos mains contre le mur et rapprochez vos omoplates l'une de l'autre sur votre dos. Cette action contribue à ouvrir davantage la poitrine. Assurez-vous que vos épaules restent détendues et ne montent pas vers vos oreilles.
5. Gardez vos jambes fermes et activées. Imaginez que vous tirez vos pieds vers le mur, ce qui active les muscles des jambes et donne une sensation d'ancrage.
6. Maintenez la posture tout en respirant profondément. Imaginez que votre cage thoracique se dilate à chaque inspiration et que la cambrure de votre dos s'accentue légèrement à chaque expiration.
7. Essayez, si cela vous est confortable, de maintenir cette posture pendant 3-5 respirations.
8. Expirez tout en redressant progressivement votre colonne vertébrale et en baissant votre menton pour sortir de la posture. Approchez-vous du mur de manière détendue, les bras le long du corps.
9. Accordez-vous un instant en position debout et détendue. Ressentez vos épaules, votre poitrine et votre colonne vertébrale. Réfléchissez à l'ouverture et à la longueur obtenues dans la partie supérieure du corps.

FLEXION AVANT PROFONDE AVEC JAMBES ÉCARTÉES

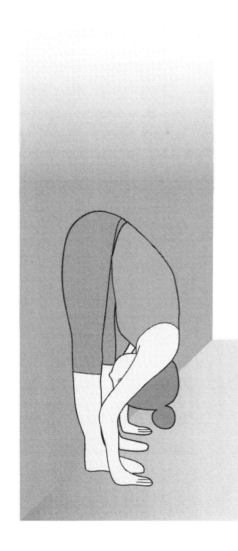

1. Commencez en plaçant votre dos contre un mur. Écartez vos pieds de manière à ce qu'ils soient plus larges que vos hanches. Assurez-vous que vos pieds sont parallèles entre eux et que vos orteils pointent vers l'avant. Vos talons devraient être légèrement plus proches du mur que vos orteils, formant ainsi un léger angle intérieur.
2. Activez vos muscles abdominaux pour stabiliser votre colonne vertébrale avant de vous pencher en avant. Tenez vos mains sur vos hanches et tenez-vous bien droit.
3. Commencez votre flexion vers l'avant depuis vos hanches, en gardant votre colonne vertébrale allongée. Imaginez que votre bassin bascule vers l'avant pendant que vous vous penchez. Gardez votre cou dans une position neutre et regardez vers le bas.
4. Laissez vos mains glisser vers le sol au fur et à mesure que vous vous penchez davantage. Si elles n'atteignent pas le sol, vous pouvez les poser sur vos jambes ou sur des briques de yoga. Le mur derrière vous vous aidera à maintenir l'alignement et à éviter de basculer trop en arrière ou en avant.
5. Pressez votre dos contre le mur, en particulier la partie supérieure. Cela encourage la colonne vertébrale à s'étirer, intensifiant ainsi l'étirement de l'arrière des cuisses et du bas du dos.
6. Respirez profondément une fois que vous avez trouvé une position confortable. Avec chaque expiration, permettez à l'étirement de devenir plus doux et plus profond. Maintenez la position pendant cinq à dix respirations ou aussi longtemps que cela vous est confortable.
7. Replacez vos mains sur vos hanches et engagez vos muscles abdominaux pour vous relever. Levez-vous lentement en gardant une colonne vertébrale allongée. Rapprochez vos pieds et tenez-vous debout un moment contre le mur pour ressentir les effets de la posture.
8. Portez attention à vos jambes, votre colonne vertébrale et votre énergie générale afin de percevoir les changements éventuels. L'utilisation du mur procure souvent une sensation unique d'ancrage et d'alignement, ce qui peut être très revitalisant.

POSTURE DE LEVÉE DE JAMBE DEBOUT

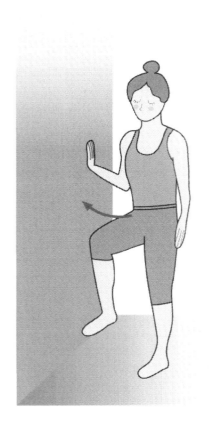
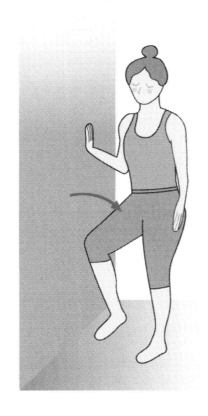

1. Commencez en vous tenant debout à côté d'un mur, avec le côté de votre corps le touchant légèrement. Assurez-vous d'avoir une posture droite et que vos pieds soient écartés à la largeur des hanches. La jambe d'appui doit être celle la plus proche du mur.
2. Contractez légèrement vos muscles abdominaux pour stabiliser votre tronc. Cela vous fournira une base solide et vous aidera à maintenir l'équilibre pendant l'exercice.
3. Levez lentement la jambe éloignée du mur, et pliez-la au niveau du genou pour former un angle de 90 degrés. C'est votre position de départ.
4. À partir de cette position, commencez à élever la hanche de la jambe levée en la dirigeant vers le plafond. Vous sentirez que le pied de votre jambe d'appui presse davantage sur le sol et que votre corps se penche légèrement contre le mur.
5. Abaissez doucement la hanche à sa position initiale sans que la jambe levée ne touche le sol. Cela complète une répétition.
6. Durant l'exercice de levée de la hanche, gardez votre tronc droit et évitez de vous pencher en avant ou en arrière. Le mur vous aidera à détecter tout mouvement indésirable ou inclinaison de votre corps, assurant ainsi que le mouvement provient uniquement de la hanche.
7. Respirez calmement pendant l'exercice. Habituellement, inspirez en levant la hanche et expirez en la baissant.
8. Effectuez 10-15 répétitions d'un côté avant de changer de jambe.
9. Une fois l'exercice terminé des deux côtés, tenez-vous debout avec les deux pieds au sol et prenez un moment pour secouer et détendre vos jambes.
10. Cet exercice met l'accent sur l'activation des abducteurs de la hanche, en particulier le muscle moyen fessier, qui joue un rôle crucial dans la stabilité du bassin. Il est particulièrement bénéfique pour les coureurs, les danseurs, et tous ceux souhaitant améliorer leur force fonctionnelle et leur équilibre.

POSE DU GRAND ÉCART VENTRAL PRÈS DU MUR

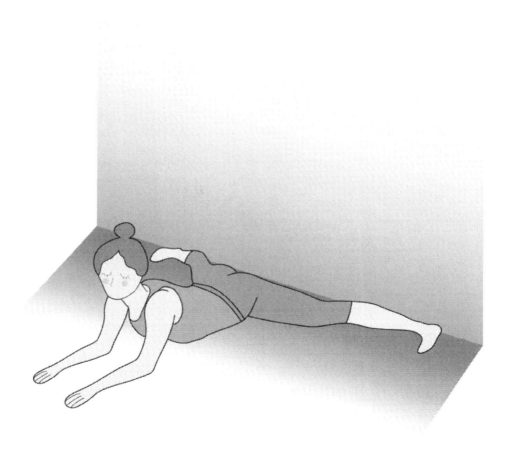

1. Avant de commencer, assurez-vous d'avoir un espace libre près d'un mur. Pour plus de confort, vous pouvez utiliser un tapis de yoga ou un coussin.
2. Commencez par vous allonger à plat sur le ventre, face éloignée du mur. Vos pieds doivent être tendus, les orteils touchant le mur.
3. Glissez ou marchez doucement avec vos pieds le long du mur et laissez-les s'écarter en formant un "V". Vos jambes se retrouveront ainsi en grand écart contre le mur.
4. Selon votre souplesse, ajustez l'écartement de vos pieds sur le mur. L'objectif est de ressentir un étirement profond mais agréable dans les adducteurs et les tendons des cuisses. Votre niveau de flexibilité déterminera jusqu'où vos jambes peuvent aller, et le mur offre un moyen contrôlé d'approfondir l'étirement.
5. Gardez vos abdominaux légèrement contractés pour protéger votre bas du dos. Assurez-vous que votre bassin touche constamment le sol pendant l'étirement.
6. Vos paumes doivent être tournées vers le bas, vos avant-bras reposant sur le sol. Maintenez une position neutre de la nuque et regardez directement en bas ou légèrement vers l'avant.
7. Maintenez cet étirement pendant plusieurs respirations ou aussi longtemps que cela vous est confortable.

ROULIS DE HANCHE DEBOUT PRÈS DU MUR

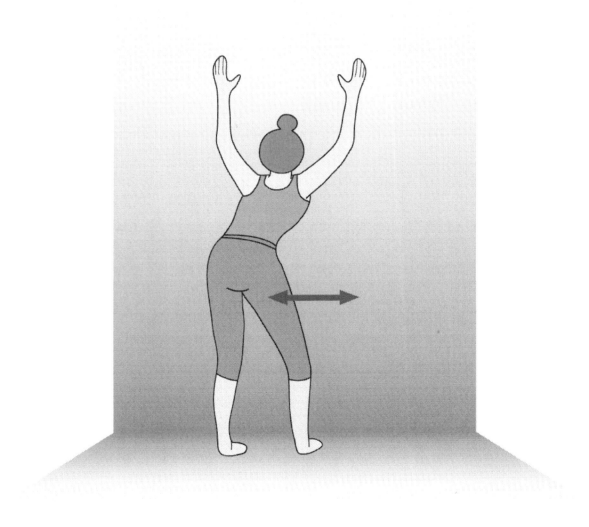

1. Commencez par vous tenir latéralement à côté d'un mur. Vos pieds doivent être parallèles et espacés à la largeur des hanches. Le côté de votre hanche devrait être proche du mur, sans le toucher, et le bras le plus proche du mur devrait être tendu, la paume appuyée à plat contre le mur pour soutien.
2. Avant de commencer le mouvement, assurez-vous que votre tronc est bien engagé. Cela fournira une stabilité à votre colonne vertébrale et à votre bassin pendant l'exercice.
3. Transférez votre poids sur le pied le plus éloigné du mur. Commencez à déplacer votre hanche libre (celle la plus proche du mur) dans un mouvement circulaire, comme si vous traciez un cercle avec votre hanche sur le mur.
4. Lorsque vous faites rouler votre hanche, imaginez toucher tous les points d'une horloge. Déplacez la hanche vers l'avant (12 heures), sur le côté (3 heures), vers l'arrière (6 heures) et revenez à la position de départ (9 heures).
5. Gardez une respiration régulière. Inspirez lorsque vous commencez le mouvement vers le haut et expirez lorsque vous terminez le mouvement vers le bas.
6. Après avoir complété une série de roulis dans une direction, changez de sens pour les cercles. Tournez-vous ensuite pour que l'autre côté de votre corps soit face au mur et répétez les roulis de hanche pour l'autre côté.
7. Maintenez vos épaules détendues et votre poitrine haute tout au long de l'exercice. La hanche devrait être la seule articulation en mouvement. Le mur sert de guide pour vous aider à comprendre l'amplitude du mouvement et à maintenir l'équilibre.
8. Après avoir effectué le nombre souhaité de roulis de chaque côté, tenez-vous droit, secouez légèrement vos jambes et prenez un moment pour ressentir comment vos hanches se sentent. Cet exercice non seulement améliore la mobilité, mais peut également aider à soulager la raideur.

PILATES MURAL POUR DES PRÉOCCUPATIONS SPÉCIFIQUES

Les articulations sont les centres du mouvement. Elles sont les charnières du corps humain, permettant une symphonie de mouvements, de la légère inclinaison de la tête à la puissante démarche des jambes. Cependant, avec le temps, ces points cruciaux entre os et muscles peuvent s'user, entraînant raideur, douleur et une réduction de l'amplitude des mouvements. Pour les seniors, la santé des articulations ne concerne pas seulement le confort, mais aussi l'indépendance et la qualité de vie. C'est là que le Pilates mural intervient, une méthode spécialement conçue pour améliorer la santé des articulations, particulièrement dans les phases ultérieures de la vie.

Les problèmes articulaires liés à l'âge, tels que l'ostéoarthrite, sont malheureusement courants. Le cartilage protecteur à l'extrémité des os peut s'user au fil des ans, causant douleur et inflammation. Lorsque cela se produit, des tâches simples comme ouvrir des bocaux ou monter des escaliers peuvent devenir de véritables défis. La crainte de la douleur ou des blessures peut décourager l'activité physique, conduisant à une raideur articulaire accrue et à une atrophie musculaire - un cercle vicieux.

Le Pilates mural offre une interruption rafraîchissante de ce cycle. Son essence repose sur des mouvements contrôlés et fluides, idéaux pour encourager la santé des articulations. En utilisant le soutien et la résistance du mur, les seniors peuvent pratiquer des exercices offrant un étirement et un renforcement doux mais efficace des muscles entourant les articulations. Cette double approche est essentielle : l'étirement améliore la flexibilité des articulations tandis que le renforcement offre un meilleur soutien, réduisant ainsi la contrainte et l'usure.

Prenons par exemple les genoux – des articulations qui supportent le poids de notre corps entier. Avec le temps, le cartilage des genoux peut s'amincir, menant à des affections comme l'ostéoarthrite. Des exercices de Pilates mural, comme les squats modifiés contre le mur, peuvent aider à renforcer les quadriceps et les ischio-jambiers - les principaux groupes musculaires soutenant les genoux. En renforçant ces muscles, nous répartissons mieux le poids et la force sur l'articulation du genou, soulageant la pression et potentiellement ralentissant la dégénérescence articulaire.

Mais les avantages ne sont pas uniquement physiques. Il existe également une composante émotionnelle de la douleur articulaire qui est souvent négligée. La douleur chronique peut mener à des sentiments de frustration, de dépression ou d'anxiété. Les limitations imposées par les problèmes articulaires peuvent faire sentir aux gens qu'ils sont prisonniers de leurs corps. Le Pilates mural offre ici également du réconfort. La nature méthodique et méditative des exercices, couplée aux améliorations tangibles en matière de mobilité et de réduction de la douleur, peut engendrer un sentiment d'accomplissement et raviver la confiance en ses capacités.

L'accent mis sur la respiration dans le Pilates mural complète davantage la santé articulaire. Une respiration profonde et rythmée assure une meilleure oxygénation des muscles et facilite l'élimination des toxines. Une meilleure circulation peut favoriser une meilleure alimentation des tissus articulaires, aidant à leur réparation et entretien. De plus, se concentrer sur la respiration est un outil naturel de gestion de la douleur, aidant à distraire et réduire l'inconfort.

Mais peut-être l'aspect le plus remarquable du Pilates mural pour la santé des articulations est sa capacité d'adaptation. Il respecte les limites individuelles et offre des modifications pour garantir que chacun puisse en bénéficier sans aggraver douleurs ou malaises. Il ne s'agit pas de pousser le corps à ses limites, mais de le guider doucement vers une meilleure santé.

Pilates au mur face aux préoccupations cardiovasculaires

La santé cardiovasculaire est un pilier fondamental du bien-être général d'un individu, en particulier avec l'âge. Les maladies cardiovasculaires, englobant des affections telles que l'hypertension, la maladie coronarienne et l'insuffisance cardiaque, figurent parmi les principales causes de morbidité et de mortalité à l'échelle mondiale. Avec une population mondiale vieillissante, l'importance d'aborder la santé cardiovasculaire devient d'autant plus flagrante. Étonnamment, la réponse ne repose pas toujours sur des exercices cardiovasculaires intenses. Le Pilates au mur, avec son approche douce mais efficace, offre une voie thérapeutique pour renforcer la santé cardiovasculaire des seniors.

À première vue, le Pilates au mur, principalement axé sur la flexibilité, l'équilibre et la force, peut ne pas sembler être le choix évident pour les problèmes cardiovasculaires. Cependant, sous la surface de ses mouvements contrôlés et étirements se cache un impact profond sur la santé cardiaque.

Une des clés de la santé cardiovasculaire est une bonne circulation sanguine. Une circulation efficace garantit que chaque partie du corps reçoit l'oxygène et les nutriments nécessaires, tout en évacuant les déchets. Les étirements et mouvements du Pilates au mur favorisent une meilleure circulation. Les exercices stimulent le flux sanguin à travers les veines, aidé par les contractions et relâchements musculaires. Ceci est particulièrement bénéfique pour les seniors, car l'âge apporte souvent une diminution naturelle de la circulation.

De plus, le Pilates au mur met l'accent sur une respiration diaphragmatique profonde, qui joue un double rôle dans la santé cardiovasculaire. Premièrement, elle assure une oxygénation adéquate du sang, qui est ensuite pompé par le cœur pour nourrir différents organes et tissus. Deuxièmement, une respiration profonde a un effet apaisant sur le système nerveux, pouvant réduire la tension artérielle. L'hypertension est un facteur de risque majeur pour diverses maladies cardiovasculaires. En aidant à réguler la tension artérielle, le Pilates au mur contribue, de manière subtile mais significative, à la santé cardiaque.

Il y a également la question de la force du noyau du corps. Un tronc fort, souvent associé à une meilleure posture et équilibre, a également un impact sur la santé cardiovasculaire. Après tout, le cœur est un muscle, et son efficacité est en partie influencée par la musculature générale du corps. Les exercices centrés sur le noyau dans le Pilates au mur améliorent non seulement la musculature, mais aussi l'endurance, ce qui profite directement au cœur.

Les mouvements contrôlés et conscients du Pilates au mur offrent également une pause face aux tensions de la vie quotidienne. Le stress chronique a été identifié comme un facteur de risque majeur pour les maladies cardiovasculaires, avec ses effets néfastes sur la fréquence cardiaque et la tension artérielle. La qualité méditative du Pilates au mur, combinée à une respiration concentrée, agit comme un tampon contre le stress, favorisant un sentiment de calme et de bien-être. Pour les seniors, cet aspect de réduction du stress est extrêmement bénéfique, face aux défis émotionnels souvent associés au vieillissement, tels que la perte, les problèmes de santé ou les sentiments d'isolement.

Enfin, il est à noter que bien que le Pilates au mur ne soit pas aussi intense que les exercices cardiovasculaires traditionnels comme la course ou le vélo, il augmente néanmoins modérément la fréquence cardiaque. Pour les seniors qui peuvent avoir des difficultés avec des entraînements de haute intensité, le Pilates au mur offre une alternative plus sûre et accessible. Une pratique régulière peut améliorer l'endurance cardiovasculaire et garantir que le cœur reste robuste et efficient à travers les années dorées.

Ajustements pour mobilité réduite dans le Pilates au mur

Pour de nombreuses personnes, la mobilité réduite n'est pas un choix, mais une réalité contraignante résultant de facteurs tels que des problèmes de santé, des interventions chirurgicales ou l'usure naturelle avec le temps. Toutefois, une mobilité limitée ne devrait jamais être synonyme d'inactivité. Le Pilates mural, grâce à sa capacité d'adaptation, offre la possibilité de rester actif et impliqué, même lorsque la liberté de mouvement est limitée.

L'importance cruciale de l'inclusivité est pleinement reconnue dans le Pilates mural, qui accueille les personnes de tous niveaux de mobilité. Il incarne la conviction que chacun, quelles que soient ses capacités physiques, a le droit de bénéficier du bien-être et du renforcement procurés par l'exercice régulier. Voici comment le Pilates mural prend en compte la mobilité réduite avec élégance :

Utilisation innovante du mur : L'élément fondamental du Pilates mural – le mur – offre un support stable et constant. Pour ceux qui ont une mobilité réduite, ce support devient un outil sur lequel ils peuvent littéralement et figurativement s'appuyer. Que vous soyez assis, debout ou utilisant un accessoire, le mur offre le soutien nécessaire pour effectuer des exercices de manière sûre et efficace.

Adaptation des exercices : Le Pilates mural est flexible. C'est une discipline évolutive qui autorise des modifications pour répondre aux besoins individuels. Un levé de jambe traditionnel en Pilates, qui pourrait se faire debout, peut être adapté pour être réalisé assis. L'essence du mouvement reste centrée sur la force et la flexibilité, mais son exécution est adaptée au confort et à la capacité de la personne.

Utilisation d'accessoires : Au-delà du mur, le Pilates mural intègre souvent différents outils tels que des bandes de résistance, des balles souples ou des rouleaux en mousse. Ces outils peuvent s'avérer incroyablement bénéfiques pour ceux avec une mobilité limitée. Par exemple, des bandes de résistance peuvent renforcer l'étirement et le renforcement musculaire de certains exercices sans exiger plus d'amplitude de mouvement.

Techniques de respiration focalisée : Pour ceux dont les défis de mobilité limitent les mouvements corporels étendus, le travail respiratoire devient primordial. Le Pilates mural met l'accent sur une respiration coordonnée qui contribue non seulement à l'activation et à la relaxation musculaires, mais également à la promotion de la santé respiratoire et à l'amélioration de l'apport en oxygène. Une respiration profonde et rythmée peut améliorer la circulation sanguine, réduire le stress et augmenter la clarté mentale.

Routines d'entraînement individuelles : Reconnaissant que les limitations de mobilité sont uniques à chaque personne, les instructeurs de Pilates mural sont souvent formés pour concevoir des routines spécialement adaptées aux besoins de chacun. Ces routines sur mesure garantissent que les participants ne sont ni surmenés ni sous-stimulés, trouvant l'équilibre permettant la progression et l'amélioration tout en respectant les limitations physiques.

Création d'une communauté et confiance : Au-delà des adaptations physiques, le Pilates mural offre un espace communautaire pour ceux ayant une mobilité réduite. Assister à des cours ou des sessions, y compris virtuelles, favorise un sentiment d'appartenance, montrant à chacun qu'ils ne sont pas seuls dans leur parcours. Cette camaraderie peut être essentielle pour renforcer l'estime de soi et la confiance.

Approche holistique de la santé : Si les bénéfices physiques du Pilates mural sont nombreux, son approche est globale. Pour quelqu'un avec une mobilité réduite, les défis psychologiques – tels que les sentiments d'isolement, de frustration ou de tristesse – peuvent souvent surpasser les défis physiques. Le Pilates mural, à travers ses mouvements méditatifs et sa respiration concentrée, offre une voie vers le soulagement émotionnel et la revitalisation mentale.

Dans un monde qui favorise souvent, sans le savoir, l'ableïsme, adapter les routines d'entraînement pour ceux avec une mobilité réduite, c'est non seulement promouvoir l'inclusion, mais aussi redéfinir ce qui est considéré comme "normal". Le Pilates mural, par sa capacité d'adaptation et son éthique ouverte, véhicule le message que chacun a le droit de se sentir fort, flexible et surtout valorisé. Dans cette perspective, la mobilité réduite n'est pas une limitation, mais simplement une autre facette de la riche tapestry de l'expérience humaine.

L'utilisation d'accessoires pour un soutien supplémentaire dans le Pilates au mur

Le Pilates mural, en tant que discipline polyvalente, ne se limite pas à utiliser le mur comme outil de stabilité et de résistance. Il intègre également volontiers des accessoires. Ces aides, allant des bandes de résistance aux balles souples, augmentent non seulement l'efficacité des exercices, mais fournissent également un soutien supplémentaire, rendant le Pilates mural particulièrement accessible pour les seniors, notamment ceux ayant des préoccupations particulières ou une mobilité réduite.

L'utilisation d'accessoires dans le Pilates mural n'est pas seulement un ajout ; c'est une incorporation réfléchie. Ces accessoires remplissent plusieurs fonctions. Ils peuvent défier les participants expérimentés, offrir un soutien aux débutants et garantir la sécurité et le confort pour tous. La magie de ces outils réside dans leur capacité à être à la fois doux et exigeants, répondant aux besoins individuels.

Bandes de résistance : Peut-être les plus polyvalents de tous les accessoires, les bandes de résistance existent en différentes résistances et longueurs. Pour les seniors, elles offrent un moyen d'augmenter la résistance sans avoir besoin de poids lourds qui pourraient stresser les articulations fragiles. Elles peuvent également aider à étirer en augmentant progressivement l'amplitude de mouvement. Par exemple, lors d'une levée de jambe assise contre le mur, une bande de résistance enroulée autour de la cheville peut intensifier l'étirement tout en offrant un contrôle.

Balles souples : Ces petites balles, souvent gonflables, peuvent être placées entre le corps et le mur lors de certains exercices pour améliorer le retour proprioceptif - aidant les gens à mieux se percevoir dans l'espace. Elles sont également excellentes pour cibler et activer les muscles profonds du tronc. Placées, par exemple, entre les genoux pendant un exercice assis ou debout, elles requièrent une activation supplémentaire des muscles de l'intérieur des cuisses et du plancher pelvien.

Rouleaux en mousse : Non seulement pour les massages des tissus profonds, les rouleaux en mousse sont précieux dans le Pilates mural. Placés verticalement contre le mur, ils offrent une surface roulante et exigent stabilité et équilibre de la part des pratiquants. Cet outil dynamique peut être utilisé pour travailler le haut et le bas du corps, et sa nature instable demande aux muscles centraux de travailler davantage pour maintenir l'équilibre.

Cercles magiques : Un outil classique du Pilates, le cercle magique est un anneau flexible qui offre une résistance. Dans le Pilates mural, il peut être utilisé pour cibler à la fois le haut et le bas du corps. En pressant contre le cercle avec les mains ou les jambes tout en le positionnant contre le mur, les individus peuvent travailler sur la force musculaire et l'endurance.

Calettes et blocs : Ils sont particulièrement avantageux pour ceux ayant une mobilité réduite ou se remettant de blessures. Ils peuvent être utilisés pour élever les pieds, soutenir le dos, ou même aider dans les exercices assis pour assurer un alignement correct et réduire la tension sur les articulations.

AVANTAGES AU-DELÀ DU PHYSIQUE

Le Pilates mural n'est pas seulement un vecteur de transformation physique ; il est aussi une porte vers une profonde rénovation mentale et émotionnelle, surtout pour les personnes âgées. Dans notre monde moderne où les problèmes de santé mentale sont en augmentation, il est crucial de reconnaître des activités qui agissent comme catalyseurs pour la régénération cognitive et émotionnelle. Et le Pilates mural, avec sa délicate danse de mouvements réfléchis contre la stabilité d'un mur, fait précisément cela.

Tout d'abord, examinons les bénéfices du Pilates mural sur le cerveau. L'exercice requiert un degré de concentration qui pousse les pratiquants à ignorer les distractions extérieures. Chaque mouvement contrôlé, chaque respiration, chaque posture nécessite une concentration intense. Cette capacité à se focaliser rappelle des pratiques comme la méditation. Elle encourage le cerveau à rester dans le moment présent, à apaiser le tumulte constant des pensées et le désordre mental. Avec le temps, cela affine la concentration et améliore la clarté mentale, rendant les tâches quotidiennes plus réalisables et moins écrasantes.

Mais il y a un autre avantage majeur : l'amélioration de l'humeur. Les mouvements rythmiques et ciblés du Pilates mural stimulent la libération d'endorphines, les antidépresseurs naturels du corps. Ces hormones "du bien-être" jouent un rôle crucial dans la lutte contre les sentiments de tristesse, d'anxiété ou même de dépression. Pour les personnes âgées, en particulier celles qui luttent contre des sentiments d'isolement ou de solitude, cela peut être une expérience transformatrice. L'éclat ressenti après l'exercice ne se réduit pas simplement à la satisfaction d'avoir terminé une séance; il s'agit d'une véritable amélioration de l'humeur, d'une vision plus optimiste du monde et d'un sentiment plus profond de contentement.

Sur le plan émotionnel, le Pilates mural offre également aux pratiquants des outils pour gérer le stress de manière plus efficace. L'accent mis sur une respiration profonde et rythmée – inspirer la positivité et expirer la négativité – sert d'antidote naturel aux tensions de la vie. Chaque respiration en Pilates mural devient un exercice d'ancrage, de fixation dans l'instant présent. Cette respiration profonde et intentionnelle active la réponse de relaxation du corps, contrant les effets nocifs de l'hormone du stress, le cortisol. Les personnes âgées, souvent confrontées aux inquiétudes liées à l'âge ou aux problèmes de santé, peuvent trouver du réconfort dans cette pratique, la voyant comme une oasis de calme dans leur vie quotidienne.

De plus, maîtriser les subtilités du Pilates mural conduit inévitablement à une augmentation de l'estime de soi et de la confiance en soi chez les seniors. Chaque étape franchie, que ce soit en tenant une pose quelques secondes de plus ou en maîtrisant un nouveau mouvement, devient une preuve de leurs compétences. Cela remet en question la croyance longtemps acceptée que vieillir signifie une diminution des capacités. Au contraire, le Pilates mural offre une histoire valorisante : la vieillesse peut être un moment de redécouverte, de croissance et d'évolution continue. Cette confiance nouvellement acquise ne se limite pas à la session de Pilates ; elle rayonne dans la vie quotidienne, encourageant les personnes âgées à aborder les défis avec audace.

Techniques de respiration pour améliorer la fonction pulmonaire

L'art du Pilates va au-delà de simples exercices corporels ; il englobe un élément essentiel, à la fois fondamental et transformateur : la respiration. Dans le cadre du Pilates au mur, les techniques de respiration ne sont pas seulement mises en avant comme de simples accompagnements des mouvements, mais comme des composantes cruciales qui amplifient les effets des exercices, notamment sur la fonction respiratoire. Pour les personnes âgées, maîtriser ces techniques peut ouvrir la voie à une meilleure capacité pulmonaire, une oxygénation accrue et une qualité de vie améliorée.

Il n'est pas un secret que la fonction pulmonaire tend naturellement à diminuer avec l'âge. L'élasticité du tissu pulmonaire diminue et les muscles qui soutiennent la respiration, comme le diaphragme, peuvent s'affaiblir. Ces changements peuvent entraîner une diminution de l'apport en oxygène, rendant les activités physiques plus exigeantes et impactant potentiellement la vitalité globale. Cependant, les schémas respiratoires structurés du Pilates au mur offrent un puissant contrepoint à ces changements liés à l'âge.

L'une des techniques centrales du Pilates au mur est appelée "respiration thoracique latérale". Cette méthode encourage les participants à respirer profondément par les côtés et l'arrière de la cage thoracique. Lors de l'inspiration, les côtes s'écartent, et lors de l'expiration, elles se contractent doucement. La beauté de cette technique réside dans sa capacité à solliciter les parties moins utilisées des poumons, favorisant un échange d'oxygène plus efficace et augmentant, avec le temps, le volume pulmonaire.

Une autre technique respiratoire essentielle intégrée dans le Pilates au mur est la "respiration diaphragmatique profonde". Ici, l'accent est mis sur le diaphragme, le principal muscle respiratoire. À chaque inspiration, les participants sont guidés à visualiser le diaphragme descendant pour remplir pleinement les poumons, et à l'expiration, le diaphragme remonte alors que les poumons se vident complètement. Cette visualisation, combinée à l'acte de respirer, assure que le diaphragme est travaillé et renforcé, améliorant ainsi sa fonctionnalité et son endurance.

Les avantages de ces techniques respiratoires vont au-delà du physique. Sur le plan physiologique, il a été démontré que la respiration profonde et intentionnelle stimule le système nerveux parasympathique - notre réponse naturelle de relaxation. Pour les personnes âgées, cela se traduit non seulement par une fonction pulmonaire améliorée, mais aussi par une réduction potentielle du stress, une baisse de la tension artérielle et une meilleure qualité de sommeil.

De plus, la respiration focalisée sert de pont entre l'esprit et le corps. Elle ancre les participants dans le moment présent, transformant la session d'exercice en une expérience méditative. Cette conscience accrue a été associée à une meilleure fonction cognitive, une concentration accrue et même une réduction des symptômes d'anxiété et de dépression. Pour les seniors confrontés aux complexités du vieillissement, cette clarté mentale et cet équilibre émotionnel peuvent être profondément transformateurs.

Enfin, il convient de souligner qu'une fonction respiratoire améliorée a un effet en cascade sur la santé globale. Avec une meilleure oxygénation, tous les systèmes corporels, du cardiovasculaire au neurologique, fonctionnent de manière optimale. Une meilleure circulation signifie un meilleur apport de nutriments aux cellules et une élimination plus efficace des déchets. Cela augmente non seulement les niveaux d'énergie, mais renforce également les capacités naturelles de guérison et de régénération du corps.

En essence, les techniques respiratoires intégrées dans le Pilates au mur offrent aux seniors une gamme complète d'outils pour contrer le déclin naturel de la fonction respiratoire, tout en leur offrant les avantages supplémentaires de la réduction du stress, de l'amélioration de la santé mentale et du bien-être holistique. Ils incarnent l'adage ancestral : "Respirer, c'est vivre". Et à travers le Pilates au mur, cette force vitale est nourrie, optimisée et célébrée.

Méditation et Pleine Conscience dans le Mouvement

Pilates, particulièrement dans sa variante murale, est souvent loué pour ses avantages physiques. Cependant, au cœur de cette pratique, il s'agit autant d'une discipline de l'esprit que du corps. L'alliance du Pilates mural avec la méditation et la pleine conscience se manifeste dans des mouvements délibérés et conscients, fusionnant force physique et mentale. Pour les seniors, cette combinaison offre une voie non seulement vers la revitalisation physique, mais aussi vers la clarté mentale, l'équilibre émotionnel et la croissance spirituelle.

Dans notre monde effréné, l'esprit est constamment sollicité par une avalanche de pensées, d'inquiétudes et de projets. Avec l'avancement en âge, ces tourbillons mentaux sont souvent amplifiés par les réflexions sur le passé et les appréhensions concernant l'avenir. C'est ici que réside la magie de l'intégration de la pleine conscience dans le Pilates mural. La pleine conscience est la pratique qui consiste à être totalement présent, à reconnaître et à accepter le moment actuel sans jugement. Dans le Pilates mural, chaque étirement, chaque traction, chaque équilibre devient un point d'ancrage permettant aux pratiquants d'être pleinement engagés dans le mouvement. Durant ces moments, seul subsiste la danse du corps avec le mur, le rythme de la respiration et l'étirement doux des muscles. Les regrets passés et les préoccupations futures s'estompent, laissant place au moment présent.

Cette profonde immersion dans l'instant présent, facilitée par le Pilates mural, est étroitement liée à la méditation. Si la méditation traditionnelle implique souvent le silence, en position assise et en introspection, le Pilates mural propose une forme dynamique de méditation. Le mur sert d'outil d'ancrage, une entité tangible contre laquelle les pratiquants peuvent s'appuyer, presser et interagir. Chaque mouvement, aussi minime soit-il, devient un acte méditatif, un dialogue silencieux entre l'esprit et le corps. Pour les seniors, cette méditation dynamique peut être particulièrement transformative, offrant un cadre structuré pour apaiser l'esprit, non pas dans la stagnation, mais dans le mouvement.

De cette fusion de méditation et de pleine conscience dans le Pilates mural découlent de nombreux avantages cognitifs et émotionnels. La concentration requise lors de la pratique du Pilates mural peut significativement affiner les capacités cognitives. En exécutant les exercices, les seniors orientent constamment leur attention, améliorant ainsi leur concentration et l'agilité de leur esprit. Cela peut offrir une défense contre le déclin cognitif lié à l'âge, gardant l'esprit vif et alerte.

Sur le plan émotionnel, la sérénité ressentie par les pratiquants durant leur séance de Pilates mural peut grandement réduire le stress, l'anxiété et les symptômes dépressifs. Le simple fait d'être présent, de reconnaître chaque respiration et mouvement, cultive un sentiment de gratitude. Les seniors peuvent ainsi se délecter des plaisirs simples – l'étirement d'un muscle, la solidité du mur, la fluidité de la respiration. Cette positivité nourrie peut se propager au quotidien, favorisant une vision plus optimiste et équilibrée de la vie.

De plus, en harmonisant le mouvement du corps avec l'esprit, la confiance en soi est renforcée. Les seniors deviennent plus conscients de leurs limites physiques, comprennent leurs déclencheurs émotionnels et identifient leurs schémas de pensée. Cette prise de conscience accrue peut les habiliter à prendre des décisions alignées sur leur bien-être, tant physique qu'émotionnel.

La Résilience Émotionnelle

Le Pilates mural va bien au-delà d'une simple série d'exercices ; il représente un voyage subtilement lié à notre bien-être émotionnel. Tout comme le mur soutient nos postures physiques, la nature même du Pilates mural forme le socle de notre force émotionnelle, favorisant une résilience d'une valeur inestimable, en particulier dans nos années avancées.

La résilience émotionnelle fait référence à notre capacité à faire face à des adversités, à des sources de stress et à des bouleversements émotionnels, à s'y adapter et à s'en remettre. Face aux divers défis du vieillissement, cette résilience devient primordiale. C'est l'apaisement qui atténue la douleur des maux physiques, soulage la solitude de la perte d'êtres chers et apaise les craintes liées à la perte d'autonomie. Et c'est là que le Pilates mural intervient en tant qu'allié inattendu pour renforcer cette force émotionnelle.

Au cœur du Pilates mural, il s'agit de trouver un équilibre. Chaque exercice, chaque étirement contre le mur, est une danse métaphorique de poussée et de traction, de retenue et de lâcher-prise. Le mur devient un partenaire de confiance, reflétant les défis de la vie. Parfois, nous nous appuyons fortement sur lui pour chercher du soutien. D'autres fois, nous nous éloignons doucement pour affirmer notre indépendance. Cette dynamique reflète les hauts et les bas des épreuves de la vie. En naviguant à travers les nuances de chaque mouvement, les pratiquants entraînent inconsciemment leurs émotions à trouver l'équilibre au milieu des vicissitudes de la vie.

De plus, la nature du Pilates mural encourage à l'introspection. À chaque séance, en synchronisant leur respiration avec leurs mouvements, les seniors entrent dans un dialogue silencieux avec eux-mêmes. C'est dans cet espace introspectif que ressurgissent les regrets du passé, les peurs actuelles et les incertitudes futures. Mais, au lieu d'être submergés, le rythme apaisant du Pilates mural facilite la gestion de ces émotions. Petit à petit, à mesure que l'esprit et le corps s'alignent, s'installe une réaction acquise pour aborder ces sentiments avec calme, les comprendre et les laisser partir.

Un autre aspect du renforcement de la résilience émotionnelle à travers le Pilates mural est celui de l'auto-émancipation et de la confiance en soi. En maîtrisant chaque posture, en surmontant les limites physiques et en voyant leur flexibilité et leur force s'épanouir, les seniors ressentent un sentiment d'accomplissement. Ceci non seulement renforce leur estime de soi, mais cultive également la conviction qu'ils peuvent surmonter les obstacles. Le mur, qui peut au départ sembler n'être qu'un simple outil de soutien, devient progressivement un symbole des défis surmontés. Chaque fois qu'un pratiquant s'appuie dessus ou l'utilise pour trouver son équilibre, il sert de rappel tangible des défis qu'il a relevés et surmontés, renforçant ainsi sa résilience émotionnelle.

De plus, l'aspect communautaire du Pilates mural, lorsqu'il est pratiqué en groupe, devient un réservoir d'expériences partagées, d'encouragements mutuels et de résilience collective. Les seniors, souvent confrontés à des sentiments d'isolement, trouvent une camaraderie parmi leurs pairs. Assister aux parcours des autres, partager des vulnérabilités et célébrer les succès communs renforce la croyance qu'ils ne sont pas seuls dans leurs luttes. Cette résilience partagée sert de bouclier contre les sentiments de solitude et d'abandon.

Enfin, l'essence méditative du Pilates mural joue un rôle crucial dans le renforcement émotionnel. L'accent mis sur une respiration profonde et attentive, combinée à des mouvements conscients, crée un havre de paix.

PILATES AU MUR DANS VOTRE QUOTIDIEN

Chaque voyage commence par un premier pas, et l'aventure du Pilates au mur ne fait pas exception. Pour les seniors souhaitant renouer avec l'activité physique ou explorer une nouvelle routine comme le Pilates au mur, l'idée de mettre en place une routine peut sembler intimidante. Cependant, avec une approche réfléchie et une connaissance de son propre corps et de ses besoins, ce périple peut non seulement être enrichissant, mais également conduire à des transformations profondes en matière de santé et de bien-être.

L'essence de tout parcours de remise en forme, notamment dans le Pilates au mur, est la régularité. Ce n'est pas tant l'intensité ou la durée de chaque séance qui compte, mais plutôt la constance et la discipline avec lesquelles vous vous adonnez à votre pratique. Le corps humain réagit à la répétition et à la progression graduelle, renforçant avec le temps la force, la flexibilité et l'équilibre.

Pour les débutants, une fréquence de trois fois par semaine est idéale. Cela permet un bon équilibre entre la stimulation nécessaire du corps et le repos essentiel pour sa récupération. Chaque session, pendant les premières semaines, peut durer de 20 à 30 minutes, englobant des exercices et des mouvements basiques pour familiariser le pratiquant avec les techniques du Pilates au mur. Avec le temps, à mesure que vous gagnez en confiance, la durée peut être augmentée de 5 minutes chaque semaine, pour progressivement développer l'endurance.

Il est important de choisir un moment de la journée qui s'accorde avec votre emploi du temps et votre niveau d'énergie. Certains préfèrent les premières heures de la matinée, juste après le réveil, quand tout est encore paisible, leur permettant de se connecter profondément avec leur corps. D'autres pourraient choisir le soir pour se détendre après les contraintes de la journée. Peu importe le moment choisi, il est crucial de s'y tenir. Cette prévisibilité facilite non seulement la régularité, mais prépare aussi mentalement et physiquement à l'exercice.

Avoir un espace dédié au Pilates au mur peut être très bénéfique pour instaurer une routine. Il n'est pas nécessaire qu'il soit vaste ou sophistiqué. Un coin paisible avec un espace mural suffisant, exempt d'obstacles et de distractions, fera l'affaire. Cet endroit deviendra votre refuge personnel, un lieu de connexion avec soi, renforçant non seulement le corps mais aussi l'esprit.

Un aspect important lors de la mise en place d'une routine est de comprendre que le progrès n'est pas linéaire. Il y aura des jours où vous déborderez d'énergie et d'enthousiasme, et d'autres où vous ressentirez de la lassitude et de la réticence. Ces deux états sont naturels. Lors des jours d'énergie, il pourrait être tentant d'aller au-delà de votre routine habituelle, tandis que durant les jours de moindre énergie, même commencer peut sembler compliqué. Il est essentiel d'écouter son corps tout en conservant une certaine discipline. Lors des jours dynamiques, gardez votre routine habituelle en affinant technique et posture. Les jours moins énergiques, une séance plus courte suffit pour maintenir le rythme, assurant que l'habitude ne soit pas rompue.

Enfin, il est crucial de célébrer les petites victoires. Que ce soit la fin de votre première semaine consécutive, la première fois que vous avez parfaitement réalisé un mouvement spécifique, ou même la première fois que vous avez ressenti une étirement profond et satisfaisant d'un groupe musculaire. Ces moments de célébration, aussi minimes soient-ils, servent de rappels de vos progrès et alimentent la motivation.

Créer l'environnement adéquat

Un élément clé pour introduire et intégrer une nouvelle routine dans votre vie est de vous assurer que vous disposez de l'environnement adéquat pour pratiquer. C'est particulièrement vrai pour le Pilates au mur, surtout pour les seniors qui peuvent nécessiter un espace offrant à la fois motivation et sécurité. Créer le bon environnement est similaire à préparer un sol fertile, dans lequel votre dévouement, votre discipline et votre enthousiasme peuvent s'épanouir.

Premièrement, l'espace doit garantir une sécurité physique. Étant donné que les seniors peuvent avoir des préoccupations concernant l'équilibre, les articulations ou des faiblesses corporelles générales, le lieu choisi doit être exempt de dangers potentiels. Cela inclut de s'assurer qu'il n'y a pas de surfaces glissantes, d'angles saillants ou de désordre qui pourraient causer des accidents ou des blessures. Un tapis antidérapant peut fournir une adhérence et un confort supplémentaires.

L'ambiance de la pièce est tout aussi essentielle. L'environnement devrait favoriser la concentration, la détente et la pleine conscience – des éléments intégraux du Pilates au mur. Cela signifie choisir un endroit à l'abri des bruits excessifs et des distractions. Bien que le silence total soit idéal, une douce musique d'ambiance ou les sons apaisants de la nature peuvent ajouter une touche de sérénité qui enrichit l'expérience.

L'éclairage joue également un rôle crucial. La lumière naturelle provenant d'une fenêtre peut vivifier la pièce et la personne qui s'y exerce. Si cela n'est pas possible, une lumière artificielle douce et chaleureuse peut créer une ambiance relaxante, facilitant la concentration et la présence. Si cela vous plaît, des bougies ou des guirlandes lumineuses peuvent apporter une dimension supplémentaire de tranquillité, transformant la pièce en un havre de paix.

Personnaliser l'espace peut élever cet endroit d'une simple zone d'exercice à un sanctuaire pour le bien-être physique et émotionnel. Cela peut se traduire par des citations inspirantes, des photos de proches ou d'autres objets qui résonnent sur le plan personnel. Ces éléments servent de rappels à vos objectifs, vos motivations et les raisons pour lesquelles vous avez entrepris ce voyage dans le Pilates au mur.

La ventilation est un autre aspect à considérer. L'air frais peut revigorer les sens et rendre chaque session plus rafraîchissante. Si la pièce dispose d'une fenêtre, il serait judicieux de la laisser entrouverte pour laisser entrer l'air frais. Si vous n'avez pas de ventilation naturelle, assurez-vous que l'air de la pièce ne stagne pas. Un purificateur d'air ou un ventilateur peut aider à faire circuler l'air, rendant les exercices respiratoires et les mouvements plus efficaces.

Puisque le Pilates au mur ne nécessite pas d'équipement complexe, la simplicité devrait être privilégiée. Un espace mural dégagé, sans obstacle, est la principale exigence. En dédiant cet espace à la pratique, vous évitez d'avoir à réorganiser ou à ajuster le setup avant chaque session, rendant le processus fluide et simple.

Enfin, assurez-vous que tous les accessoires nécessaires sont à portée de main. Cela peut inclure une serviette, une bouteille d'eau ou d'autres équipements pertinents pour le Pilates au mur. Lorsque tout est prêt, la séance se déroule sans interruption, favorisant un flux continu de mouvement et de concentration.

L'intégration du pilates au mur avec d'autres activités

Le parcours vers le bien-être est riche et diversifié, englobant différentes activités ciblant les aspects physiques, émotionnels et mentaux de la santé. Pour les seniors, ce panorama de bien-être est souvent composé de routines adoptées au fil des ans, voire des décennies. L'introduction du Pilates au mur dans ce tableau peut soulever des questions de compatibilité. Peut-il coexister avec d'autres activités ? Peut-il même les enrichir ? La réponse claire à ces deux questions est : absolument.

Complémentarité avec les activités cardiovasculaires
De nombreux seniors intègrent des exercices cardiovasculaires doux dans leur routine, tels que la marche rapide ou l'aérobic légère. Le Pilates au mur, axé sur la force centrale et la flexibilité, peut être un

complément fantastique. Avant une marche, quelques étirements de Pilates au mur peuvent servir d'échauffement et préparer le corps. Après la marche, le Pilates au mur peut être utilisé pour refroidir, assurant la détente musculaire et la libération de toute tension accumulée.

Harmonie avec le Yoga
Le yoga et le pilates, souvent mentionnés ensemble, partagent de nombreux principes, en particulier l'accent mis sur la respiration, l'équilibre et le mouvement conscient. Pour les seniors pratiquant le yoga, le Pilates au mur peut offrir un soutien supplémentaire. Le mur sert de filet de sécurité, leur permettant d'explorer leurs limites sans craindre de perdre l'équilibre. Il peut également aider à approfondir les postures de yoga, le mur offrant une résistance que le sol ne peut pas fournir.

Optimisation de la musculation
Même si les séances intenses de musculation de leur jeunesse peuvent être derrière eux, de nombreux seniors pratiquent une musculation douce avec des bandes de résistance ou de petits haltères. Le Pilates au mur peut être intégré pour intensifier les résultats. Le mur peut servir de stabilisateur, assurant la bonne posture pendant les exercices de renforcement. Alterner entre musculation et Pilates au mur peut offrir un mélange de tension et de relaxation, garantissant un entraînement musculaire sans surmenage.

Danse et Pilates au mur : Une combinaison de type ballet
Certains seniors trouvent du plaisir à danser, que ce soit sous forme de danse de salon, de claquettes ou même de ballet. Pour eux, le Pilates au mur peut être à la fois un échauffement et un complément à leur routine de danse. De nombreux exercices de Pilates au mur ont des origines semblables au ballet, les rendant idéaux pour améliorer la flexibilité et la posture dans la danse. De plus, le rythme du Pilates au mur peut émuler le rythme de la danse, rendant l'intégration fluide et plaisante.

Fusion avec les pratiques de pleine conscience
Au-delà des activités physiques, de nombreux seniors s'adonnent à des pratiques telles que la méditation ou le Tai Chi pour chercher la tranquillité mentale et l'équilibre émotionnel. Le Pilates au mur, avec son accent sur le mouvement conscient et la respiration, peut parfaitement s'harmoniser avec ces activités. Commencer une séance de méditation après une routine de Pilates au mur peut intensifier l'expérience méditative. Le corps, déjà détendu et aligné par le pilates, peut trouver la sérénité plus rapidement, et l'esprit, synchronisé avec la respiration, peut atteindre la tranquillité avec plus d'aisance.

Intégration dans les activités de groupe
De nombreux seniors participent à des activités de groupe, que ce soit sous forme de thérapie de groupe, de clubs de lecture ou de rencontres simples. Intégrer le Pilates au mur à ces réunions peut ajouter une dimension saine à l'interaction. Cela devient une opportunité de promouvoir non seulement le bien-être physique, mais aussi de renforcer les liens, de partager des expériences et d'encourager mutuellement.

L'effet d'ondulation de la constance dans le Pilates au mur

La puissance transformatrice d'un programme de fitness ne réside pas uniquement dans ses techniques intrinsèques, mais aussi dans la régularité de sa mise en œuvre. Le Pilates mural, spécifiquement adapté aux seniors, devient un outil efficace lorsqu'il est pratiqué quotidiennement. Comme le dit le proverbe : 'Ce n'est pas ce que nous faisons de temps en temps qui façonne notre vie, mais ce que nous faisons constamment.' Plongeons dans les multiples avantages qu'offre un entraînement quotidien au Pilates mural.

Des progrès physiques renforcés :
Quand le corps est engagé dans une routine, surtout une aussi ciblée que le Pilates mural, il commence à s'adapter et à évoluer. Les muscles développent une mémoire, conduisant à une croissance musculaire plus rapide et à une flexibilité accrue. Les articulations s'habituent à certaines étirements, réduisant ainsi les risques de douleurs et d'inflammations. Chaque jour d'exercice multiplie les bénéfices du jour précédent, aboutissant à un progrès accéléré.

Amélioration cognitive et connexions neuronales renforcées :
Il est fascinant de voir comment le corps et le cerveau interagissent. Une activité physique régulière comme le Pilates mural renforce non seulement les muscles, mais aussi les connexions neuronales. L'engagement quotidien dans différentes postures et séquences stimule le cerveau, améliorant la coordination, l'équilibre et même la mémoire. Cette stimulation mentale est un remède au déclin cognitif lié à l'âge.

Formation d'habitudes et établissement de routines :
Intégrer le Pilates mural dans la vie quotidienne encourage la discipline. Avec le temps, il passe d'une activité nécessitant un effort conscient à une partie naturelle de la journée, tout comme se brosser les dents ou prendre le petit déjeuner. Cette routine assure qu'en dépit des jours plus difficiles, l'exercice reste un ancrage solide.

Amélioration du bien-être émotionnel et mental :
Il existe un lien intrinsèque entre l'activité physique et l'équilibre émotionnel. La pratique quotidienne du Pilates mural peut être méditative. La respiration concentrée, les étirements conscients et les postures attentives contribuent tous à un état mental centré et calme. Avec le temps, cela peut réduire l'anxiété, améliorer la gestion du stress et même atténuer les symptômes dépressifs.

Régularité des cycles de sommeil :
Un avantage important, mais souvent négligé, de l'activité physique régulière est son impact sur le sommeil. Avec un entraînement quotidien au Pilates mural, le corps ressent une fatigue saine. Ceci,

combiné aux effets apaisants des exercices, conduit souvent à un sommeil plus profond et ininterrompu. Étant donné l'importance d'un sommeil réparateur pour les seniors, cela devient un avantage inestimable.

Engagement social et renforcement de la communauté :
Pour beaucoup de seniors, l'isolement peut devenir un compagnon indésirable. Intégrer une routine quotidienne comme le Pilates mural, en particulier dans des contextes de groupe ou de cours, encourage l'interaction. Partager des expériences, des défis et des succès crée un sentiment de communauté, combattant les sentiments de solitude et d'aliénation.

Augmentation de l'estime de soi et de l'empowerment :
Le progrès tangible réalisé grâce à un entraînement régulier en Pilates mural témoigne des capacités personnelles. Chaque nouvelle posture maîtrisée, chaque minute supplémentaire d'endurance, chaque obstacle surmonté renforce la confiance en soi. Pour les seniors, cela signifie non seulement une force physique, mais aussi la reprise du contrôle sur leur vie.

Avantages sanitaires globaux :
De l'amélioration de la santé cardiovasculaire à une meilleure fonction digestive, les avantages d'une activité physique régulière touchent différents systèmes. Pour les seniors, cela peut signifier un meilleur contrôle de la tension artérielle, des niveaux de glucose plus sains et même une densité osseuse améliorée.

La gestion des plateaux et défis dans votre parcours Pilates au mur

Sur chaque chemin de remise en forme, vient inévitablement un moment où le progrès semble stagner. L'enthousiasme des premiers succès cède la place à une perception de plateau où chaque effort semble vain. Dans l'univers du Pilates au mur, spécialement pour les seniors, ces plateaux et défis ne sont pas rares. Cependant, comprendre et surmonter ces obstacles peut faire toute la différence pour un engagement à long terme et pour récolter les bénéfices de cette pratique.

La nature des plateaux :
Les plateaux se manifestent lorsqu'il semble y avoir un manque apparent de progrès dans les capacités physiques individuelles. Pour un senior pratiquant le Pilates au mur, cela pourrait être l'incapacité de maintenir une posture aussi longtemps qu'auparavant, ou la difficulté persistante d'un mouvement malgré des essais continus. Bien que cela puisse être décourageant, il est essentiel de se rappeler que ces plateaux sont une partie naturelle de tout parcours de développement. Ils ne signifient pas un recul, mais reflètent plutôt une phase de consolidation où le corps assimile les progrès rapides précédents.

Pourquoi les plateaux surviennent :

Plusieurs facteurs peuvent contribuer à un plateau. Parfois, c'est la réaction d'adaptation naturelle du corps qui devient habitué à une routine et qui a donc besoin d'être davantage sollicité. D'autres fois, des facteurs externes comme l'alimentation, le sommeil, ou même le stress peuvent influencer le rythme des progrès. Pour les seniors, des problèmes de santé sous-jacents ou des médicaments peuvent également influencer la cadence des progrès dans le Pilates au mur.

Naviguer à travers les plateaux :

- Reconsidérez et fixez de nouveaux objectifs : Parfois, repenser et ajuster vos objectifs peut redonner une direction. Établir des objectifs intermédiaires ou varier la routine peut revigorer et stimuler le corps et l'esprit.
- Demandez conseil à un expert : Si vous pratiquez seul, cela pourrait être le moment de consulter un instructeur ou de participer à un cours de groupe. Une perspective extérieure peut apporter des éclairages précieux, corriger des mauvais alignements ou introduire de nouvelles techniques pour relancer les progrès.
- Écoutez votre corps : Pour les seniors, être à l'écoute des signaux du corps est primordial. Il est essentiel de faire la différence entre un plateau et un besoin de repos du corps. Une sur-sollicitation peut mener à des blessures. Assurez-vous donc de bien récupérer.
- Intégrez un entraînement croisé : Bien que le Pilates au mur soit complet, introduire occasionnellement une autre forme d'exercice peut stimuler les muscles différemment et briser le plateau. Cela peut être aussi simple que la marche ou une légère séance d'aérobic.
- Conservez patience et positivité : Votre attitude joue un rôle crucial. Accepter le plateau comme une étape et non une fin, tout en gardant une attitude positive, peut grandement influencer les résultats. Célébrer les petites victoires et se concentrer sur les bienfaits globaux de la pratique, au-delà des réussites physiques, peut être extrêmement motivant.

Faire face aux défis :

Outre les plateaux, les seniors peuvent rencontrer d'autres défis dans leur parcours de Pilates au mur. Cela peut aller de limitations physiques dues à des conditions de santé, à des obstacles émotionnels liés à des blessures antérieures, voire à des problèmes logistiques comme un manque d'espace adéquat. Chaque défi nécessite une approche unique. Pour les limitations physiques, il est essentiel de consulter un avis médical et d'adapter éventuellement les exercices. Les défis émotionnels peuvent nécessiter le soutien d'une communauté ou d'une thérapie. Les problèmes logistiques peuvent nécessiter un peu de créativité, comme réorganiser le mobilier ou trouver des centres communautaires locaux offrant des cours.

Pilates au mur comme mode de vie

Quand ceux qui n'ont jamais entendu parler de Pilates au mur en entendent parler pour la première fois, ils imaginent souvent une autre mode de fitness, une série d'étirements et de mouvements effectués contre un mur. Cependant, pour ceux qui ont adopté ses enseignements, principes et exercices, le Pilates au mur est bien plus qu'une simple forme d'exercice - c'est un mode de vie, en particulier pour les seniors.

L'idée d'un "mode de vie" évoque généralement une intégration profonde dans la vie quotidienne, une pratique habituelle influençant les pensées, les actions et les décisions. C'est exactement ce que de nombreux seniors trouvent avec le Pilates au mur. Il ne s'agit pas seulement de l'heure passée à s'exercer ; il s'agit des principes d'équilibre, de force et de flexibilité qui imprègnent chaque aspect de leur vie.

La philosophie du mouvement :
Le Pilates au mur nous enseigne que le mouvement est une partie essentielle de la vie. Il encourage un mouvement continu, qu'il soit subtil ou profond. Cette philosophie ne s'arrête pas lorsque l'on s'éloigne du mur. Les seniors qui le pratiquent sont plus actifs dans leur vie quotidienne, choisissant souvent de marcher, de s'engager dans des activités physiques et d'aborder leurs tâches quotidiennes avec plus d'énergie. Cette fluidité du mouvement devient une philosophie directrice, rappelant que la vie, tout comme les exercices, consiste à naviguer dans les espaces, les tournants et les défis avec grâce et résilience.

Pleine conscience et présence :
La nature concentrée du Pilates au mur - où l'attention à la respiration et aux mouvements précis est essentielle - encourage la pleine conscience. Cette conscience accrue se prolonge bien au-delà de la séance d'exercice. Ceux qui pratiquent rapportent souvent se sentir plus "présents" dans la vie quotidienne, appréciant les moments simples et étant profondément connectés aux signaux de leur corps. Cette pleine conscience peut conduire à de meilleurs choix concernant l'alimentation, le sommeil, et même les interactions sociales.

Communauté et connexion :
Pour de nombreux seniors, le Pilates au mur n'est pas un voyage solitaire. Les cours, les forums en ligne et les groupes locaux offrent un sentiment de communauté. Il ne s'agit pas seulement de partager des techniques ou des conseils. Embrasser le Pilates au mur à un âge avancé crée des liens profonds. Des amitiés naissent, des systèmes de soutien se mettent en place et un sentiment d'appartenance émerge. À un âge où beaucoup de seniors ressentent la solitude, cette communauté devient une bouée de sauvetage, renforçant l'idée que le Pilates au mur n'est pas juste un exercice, c'est une expérience partagée, un voyage commun vers la santé.

Routine, discipline et structure :

Établir une routine peut être un défi, en particulier pendant les années de retraite, où la rigidité de la vie professionnelle laisse place à des journées moins structurées. Le Pilates au mur offre cette structure. L'engagement envers la pratique, la discipline des routines quotidiennes ou hebdomadaires, apporte un sens à la vie. Il ne s'agit pas seulement d'un engagement envers l'exercice, mais aussi envers soi-même. Cette discipline se retrouve souvent dans d'autres domaines de la vie, de la mise en place d'habitudes alimentaires régulières à la définition de moments pour la détente et les loisirs.

Bien-être holistique :

Enfin, le Pilates au mur souligne l'idée d'un bien-être holistique. Il ne s'agit pas seulement de force ou de flexibilité physique. L'accent mis sur la respiration met en avant l'importance de la santé respiratoire. Les éléments méditatifs s'adressent au bien-être mental. Les aspects communautaires touchent à la santé émotionnelle. Pour les seniors, cette approche holistique est un doux rappel que la santé n'est pas unidimensionnelle. C'est une combinaison complexe de facteurs, et le Pilates au mur, comme mode de vie, les englobe tous.

PROGRAMME DE FORMATION

Chaque programme ci-dessous a été soigneusement élaboré et tient compte d'objectifs spécifiques tels que la flexibilité, la force, l'équilibre et la coordination. Des instructions détaillées accompagnent chaque séance et indiquent la durée, la fréquence et les exercices qu'elle contient. Avant de vous plonger dans ces enchaînements, pensez toujours à l'importance de vous échauffer avant chaque séance et de vous refroidir après chaque séance afin de vous assurer que votre corps reste protégé et profite au maximum des exercices.

Focalisation sur la flexibilité (débutant)

Un programme qui vise à augmenter la flexibilité globale, avec un accent particulier sur les ventre, la colonne vertébrale et les épaules.

Durée : 24 minutes

Fréquence : 2-3 fois par semaine

Exercices :
- CHIEN TÊTE EN BAS AVEC TALONS CONTRE LE MUR (4 MINUTEN)
- POSTURE DE LA DÉESSE CONTRE LE MUR (4 MINUTEN)
- POSITION D'ÉTIREMENT DU BRAS CONTRE LE MUR (4 MINUTEN)
- FLEXION AVANT PROFONDE AVEC JAMBES ÉCARTÉES (5 MINUTEN)
- POSTURE DE COBRA CONTRE LE MUR (4 MINUTEN)
- POSTURE DE LEVÉE DE JAMBE DEBOUT (3 MINUTEN)

Entraînement de la force et de l'endurance (intermédiaire)

Cette unité se concentre sur le renforcement des muscles et l'amélioration de l'endurance, en particulier dans le ventre, les jambes et le haut du corps.

Durée : 23 minutes

Fréquence : 3-4 fois par semaine

Exercices :
- POSTURE DE LA FENTE HAUTE CONTRE LE MUR (4 MINUTEN)
- POSTURE DE LA PLANCHE À QUATRE POINTS AVEC PIEDS CONTRE LE MUR (3 MINUTEN)
- POSE DU VOLCAN À UNE JAMBE CONTRE LE MUR (4 MINUTEN)
- ROTATION DU DEMI-LUNE EN POSITION DE FENTE AVANTÉE (4 MINUTEN)
- POSTURE COMPLÈTE DU BATEAU AVEC TALONS CONTRE LE MUR (4 MINUTEN)
- POSTURE DE LA MAIN INVERSÉE AU GROS ORTEIL (4 MINUTEN)

Équilibre et coordination (avancé)

Un programme qui met au défi la stabilité et la coordination et qui est idéal pour ceux qui souhaitent améliorer leur équilibre.

Durée : 23 minutes

Fréquence : 2-3 fois par semaine

Exercices :
- POSE DU VOLCAN À UNE JAMBE CONTRE LE MUR (4 MINUTEN)
- POSITION D'ÉTIREMENT DU BRAS CONTRE LE MUR (4 MINUTEN)
- POSTURE DE LA TABLE SUR LES AVANT-BRAS AVEC UNE JAMBE CONTRE LE MUR (3 MINUTEN)
- POSE DU GRAND ÉCART VENTRAL PRÈS DU MUR (4 MINUTEN)
- ROULIS DE HANCHE DEBOUT PRÈS DU MUR (4 MINUTEN)
- POSTURE DE LEVÉE DE JAMBE DEBOUT (4 MINUTEN)

CONCLUSION

Vous vous êtes déplacé à travers les pages et les postures, démontrant à nouveau que les murs sont bien plus que de simples structures – ils sont des partenaires dans la progression. Vous avez exploré, étiré, poussé et tiré, faisant d'un mur autrefois négligé un vecteur de changement et un pilier de force.

Au cours de ce voyage, vous n'avez pas seulement transformé votre corps, mais aussi votre perception. Ces mêmes murs qui résonnaient du bruit d'une maison animée ou des soupirs silencieux de détente vibrent maintenant de votre énergie et vitalité renouvelées. Votre domicile est devenu un sanctuaire de bien-être, chaque mur étant le témoin de votre détermination et de votre croissance.

En refermant ce livre, rappelez-vous que chaque exercice n'était pas seulement un mouvement, mais une étape vers un moi plus sain et centré. Bien que notre voyage entre ces pages se termine, votre aventure Pilates au mur ne fait que commencer. Valorisez-la, gardez en mémoire les leçons apprises et continuez à défier les normes (et les murs!) qui se dressent devant vous.

Vers tous les murs encore à explorer et tous les jalons à atteindre. Restez en mouvement, continuez d'explorer et souvenez-vous toujours : votre force ne réside pas seulement au cœur de votre corps, mais aussi dans les murs qui vous entourent. Jusqu'à la prochaine fois, continuez à pousser et à viser plus haut, posture après posture. Au revoir et bonne continuation dans votre voyage Pilates au mur !

VOTRE BONUS

Chère lectrice, cher lecteur,

Je tiens à vous remercier sincèrement d'avoir pris le temps d'explorer avec moi le monde du Pilates mural. Ce fut un plaisir pour moi de partager mes connaissances et mon expérience sur cette forme d'exercice. Votre enthousiasme et votre intérêt pour ce sujet me touchent profondément.

Et maintenant, j'ai non seulement une, mais deux petites surprises pour vous. En guise de reconnaissance, j'ai préparé 40 leçons audio bonus pour vous aider à pratiquer le Pilates mural sans avoir à tenir le livre entre vos mains. De plus, vous recevrez également notre guide nutritionnel '28 Jours Vers un Ventre Plat: Le Plan Nutritionnel pour les Femmes Actives' pour compléter votre voyage vers une meilleure santé et bien-être.

J'espère que vous en bénéficierez et je vous souhaite tout le meilleur !

Printed in France by Amazon
Brétigny-sur-Orge, FR